U0384367

主　编

吕孟兴　昆明市儿童医院
屈柯暄　昆明市儿童医院
马曙轩　首都医科大学附属北京儿童医院
邵智利　河北省儿童医院

副主编

赵晓芬　昆明市儿童医院
李　薇　昆明医科大学第二附属医院
奎莉越　昆明市儿童医院
胡红兵　华中科技大学同济医学院附属武汉儿童医院
候　茜　西安市儿童医院
李喜玲　山西省儿童医院
韦海春　广州市妇女儿童医疗中心柳州医院
王　静　上海交通大学医学院附属上海儿童医学中心
郭　凯　首都医科大学附属北京儿童医院
麻明彪　昆明市儿童医院
高立兰　昆明市儿童医院
刘建香　昆明市儿童医院
周　蓉　昆明市儿童医院
陈　蕊　昆明市儿童医院

编　委

金晓红　昆明市儿童医院
周　军　昆明市儿童医院
王淑霞　昆明市儿童医院
胡美坤　昆明市儿童医院
吴　骏　昆明市儿童医院
高　燕　昆明市儿童医院
黄　琪　昆明市妇幼保健院
周丽华　昆明市妇幼保健院
秦庆颜　曲靖市妇幼保健院
白云艳　西双版纳傣族自治州勐海县人民医院
沈经纬　大理白族自治州人民医院
周文彪　楚雄彝族自治州人民医院
李晓梅　腾冲市人民医院
和润泞　文山壮族自治州人民医院
李　珏　迪庆藏族自治州人民医院
牛天林　昆明医科大学第六附属医院玉溪市人民医院
张兴锋　昆明医科大学第六附属医院玉溪市人民医院

儿科输血
实用手册

主编　吕孟兴　屈柯暄　马曙轩　邵智利

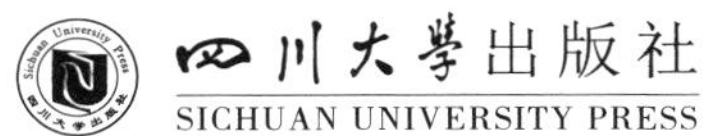

图书在版编目（CIP）数据

儿科输血实用手册 / 吕孟兴等主编. -- 成都 : 四川大学出版社, 2024.5

ISBN 978-7-5690-6892-4

Ⅰ. ①儿… Ⅱ. ①吕… Ⅲ. ①小儿疾病－输血－手册 Ⅳ. ①R72-62

中国国家版本馆 CIP 数据核字（2024）第 095579 号

书　　名：儿科输血实用手册

Erke Shuxue Shiyong Shouce

主　　编：吕孟兴　屈柯暄　马曙轩　邵智利

选题策划：龚娇梅

责任编辑：龚娇梅

责任校对：倪德君

装帧设计：墨创文化

责任印制：李金兰

出版发行：四川大学出版社有限责任公司

地址：成都市一环路南一段 24 号（610065）

电话：（028）85408311（发行部）、85400276（总编室）

电子邮箱：scupress@vip.163.com

网址：https://press.scu.edu.cn

印前制作：四川胜翔数码印务设计有限公司

印刷装订：成都市火炬印务有限公司

成品尺寸：170mm×240mm

印　　张：13.25

字　　数：269 千字

版　　次：2024 年 9 月 第 1 版

印　　次：2024 年 9 月 第 1 次印刷

定　　价：52.00 元

扫码获取数字资源

四川大学出版社
微信公众号

序 言

2016年7月，国家标准化管理委员会将输血医学增列为临床医学二级学科，这对我国输血医学的发展具有里程碑式的意义，标志着我国输血医学正式迈入规范化高质量发展阶段。同时，这也对我国儿科输血的规范化、标准化提出了更高的要求。

儿童在不同年龄，在其生长发育的不同阶段，血容量、血液成分水平、免疫系统成熟度及对低血容量和缺氧的生理耐受等方面均与成人存在极大差异。因此，儿科患者的输血实践不同于成人患者，成人患者输血的许多问题并非新生儿、婴幼儿患者输血的核心问题，临床儿科输血面临的问题更为错综复杂。

我国人口基数大，不同地区的输血治疗、技术和管理水平参差不齐，规范化、标准化的输血指导对于确保输血疗效和输血安全必不可少。然而，尽管儿科医学和输血医学均已发展了百余年，儿科输血作为其亚专业，系统化的儿科输血教材依然匮乏，涉及这一领域的国内专著更是凤毛麟角。《儿科输血实用手册》作为一本儿科输血的快速参考资料，一定程度对填补这一领域的空白具有重大意义。

本书是一本涵盖儿科输血实践各方面内容的综合指导手册，本手册以儿科输血实践为重点，所有章节均聚焦于儿科输血的特殊问题，共分为五个部分。第一部分介绍儿童的血型抗原和抗体。第二部分介绍儿童常用血液成分质量控制。第三部分介绍儿童常用血液成分（红细胞、血小板、血浆及冷沉淀）的输注指征。输血指征直接关系儿童输血安全，一直是困扰儿科医生的难题。主编结合儿科输血治疗的国内外专家共识、指南、标准等进行了探讨。第四部分介绍儿童输血不良反应。儿童的免疫系统与成人不同，因此对于异体血液的反应必然也有所差别。预防和早期识别儿童输血不良反应对于儿科患者获得最佳治疗及获得良好临床结局至关重要。第五部分介绍儿童输血相容性检测。

主编希望本书的出版对广大的儿科医生和儿科输血医学同仁在儿科输血实践中有所帮助，也希望本书能在新的历史发展时期，为广大同仁迈入输血医学发展新阶段，贯彻输血医学发展新理念，构建输血医学发展新格局，全面促进儿科输血规范化、标准化提供支持。

在本书编写过程中，尽管众编者做了很多的努力，查阅多方资料，但由于水平和精力有限，内容难免存在缺点和错误，敬请同道和各位专家予以批评指正。

马曙轩
国家儿童医学中心（北京）
首都医科大学附属北京儿童医院
2024 年 4 月

目　录

第一部分　儿童血型抗原和抗体

第一章　血型遗传学

遗传学是一门研究亲代特性如何遗传至子代的学科。“血型”一词适用于描述血小板、白细胞、血清、红细胞酶及血红蛋白变异等各种可检测的血液成分的特性。在本章中，“血型”主要是指红细胞膜表面抗原，这些抗原可通过特定的血清抗体确定。

在 Karl Landsteiner 发现 ABO 血型 10 年后，von Dungern 和 Hirszfield 于 1910 年首次提出血型具有遗传特征。由于血型可使用特定抗体通过简单的凝集试验来鉴定，且血型的遗传可以很容易地在家系研究中追溯，因此，血型成为遗传学家的理想研究工具。红细胞表面抗原是遗传学、人类学及亲缘关系鉴定重要的标志物（具有识别基因存在的可检测特征）。

检测不同人群之间红细胞遗传学差异是安全输血的基础。因此，了解人类遗传学原理（包括遗传模式及相关术语），是免疫血液学和输血医学的一个重要方面。本章概括了血型抗原的遗传学基本原理及其与输血医学的相关性。

遗传学及分子生物学技术的进展使我们进入了分子遗传学时代，基因可被常规测序，对遗传及疾病的研究都达到了核酸水平。这些技术的进步使控制血型表达的调控元件及基因被发现，因此血型的存在或缺失可通过脱氧核糖核酸（DNA）分析来预测，使输血医学和临床治疗的革新成为可能。掌握经典的遗传学基本原理及相关知识有助于从分子层面了解个体的血型。

第一节　遗传学基本原理

1865 年，孟德尔（Mendel）发表著名的豌豆实验时提出了基因分析的基本技术。孟德尔通过实验得出结论：存在 1 种遗传因子或单位（即现在所知的基因），根据两个简单的规则（即分离定律和自由组合定律）由一代传至下一代。

19 世纪末的细胞学研究提示，每个活细胞核内都具有一组特有的染色体。直至 20 世纪早期人们才意识到这些染色体中携带有基因。生物化学研究显示这些染色体主要由核酸和相关蛋白质组成。

很多优秀的教材对经典遗传学基本原理提供了更深刻的见解。本章中所概述的遗传学基本原理旨在综述血型抗原的遗传与表达。

一、基因（等位基因）和染色体遗传学

基因是指可编码特定蛋白的 DNA 片段。基因是性状（由基因决定的特征或条件，包括血型抗原）的基本遗传单位。基因在染色体上的排列方式是每个基因占据 1 个特定的位点，被称为基因位点，也称作基因座。1 个基因位点可被几个不同形式的基因中的 1 个占据，这些不同形式的基因称为等位基因。

染色体是携带基因的载体，细胞核分裂时可见其携带有维持细胞或有机体所必需的遗传物质（DNA）。人类的体细胞中含有 46 条染色体，分为 23 对，每对染色体中 1 条来自父方，1 条来自母方。23 对染色体中有 22 对同源染色体，称为常染色体（除性染色体外的其他所有染色体）；另外 1 对是非同源染色体，决定个体性别，称为性染色体。男性的性染色体为 X 染色体和 Y 染色体，而女性为 2 条 X 染色体。核型指个体的染色体组成，正常男性和女性的核型可分别写为“46，XY”和“46，XX”。染色体所携带的遗传信息在体细胞分裂过程中从母代细胞传递至子代细胞，在生殖过程中通过配子由父母传递给后代（孩子）。

二、基因型和表型

基因型是指一个人从他（她）的父母遗传来的全部基因，该术语也经常用于表示单基因位点的所有等位基因。表型指遗传到的基因可观察到的表达情况，可反映基因的生物活性。通过血清学方法检测红细胞表面抗原的存在或缺失，检测的是表型。通过基于 DNA 检测方法预测红细胞表面抗原的有无，检测的是基因型。

三、等位基因

染色体已知位点上的 1 个基因可能有多种存在形式，即等位基因。一个人的每种性状均由 2 个等位基因控制，1 个来自母方，1 个来自父方。为了解释这个概念，简单来说，决定 ABO 血型的基因位点可认为有 3 个等位基因，即 A、B、O（尽管基因分型揭示了该基因位点还有许多其他的变异型）。这 3 个等位基因可形成 6 种可能基因型：A/A、A/O、A/B、B/B、B/O 和 O/O。个体可根据父母的遗传贡献获得任意一种等位基因的组合，从而在红细胞上表达相应的抗原。当特定位点上相同的等位基因同时存在于 2 条染色体上时，称为该等位基因的“纯合子”。当特定位点出现不同的等位基因时，称为该等位基因的“杂合子”。

第二节　基因性状的遗传

基因性状是指一个或多个基因可观察到的表达情况。性状（如红细胞表面抗原）的遗传是由基因定位于常染色体还是性染色体（性连锁性状），以及该性状是显性还是隐性来决定的。

一、系谱

家系研究跟踪一种基因特征（如编码 1 种红细胞表面抗原的等位基因）在亲属间传递的遗传状况。将患者家族所有成员的关系及其基因表达情况按照一定格式排列绘制成的图解，称为系谱。综合分析 1 个系谱可以发现 1 个性状（如红细胞表面抗原）的遗传模式和类型。第 1 个使整个家族被调查的人称为先证者（proband，男；propositus，性别未知；proposita，女；proposit，先证者复数形式，与性别无关）。构建系谱的规定和符号如图 1－1 所示。

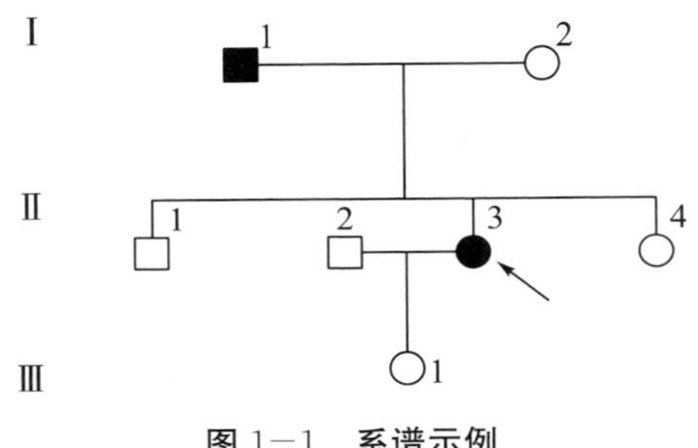

图 1－1　系谱示例

注：男性用方形表示，女性用圆圈表示；箭头所指为先证者，系谱中不同的世代由罗马数字标识；每一代的人均用阿拉伯数字标识；编号从左到右依次排列，每一代中，年龄最大的人被放置在同代兄弟姐妹的左边；实心符号代表受此特征影响的家庭成员，空心符号代表未受此特征影响的家庭成员。

二、常染色体显性遗传

通过常染色体显性遗传的性状（如红细胞表面抗原）只要相关等位基因存在即表达，与该等位基因是纯合子或杂合子无关。该性状在每代中都会出现，且在男性和女性中出现的概率相等。通常，携带一种常染色体显性遗传性状的人有 50％可能将该性状遗传至其子女。图 1－2 系谱演示了常染色体显性遗传，且表明了 B 等位基因相对于 O 等位基因是显性基因。

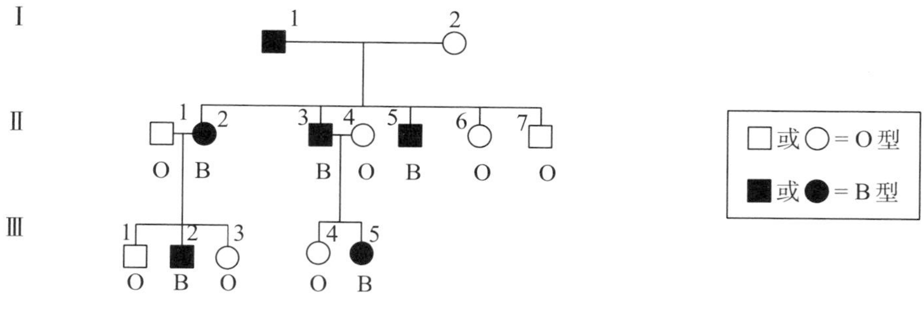

图 1—2 常染色体显性遗传系谱示例

注：根据子代的 ABO 血型，可推测Ⅰ—1 为 B/O 基因型而不是 B/B 基因型（显示 B 等位基因相对于 O 是显性基因），因为他的两个孩子（Ⅱ—6 和Ⅱ—7）是 O 型，必须从他们的父亲（Ⅰ—1）遗传一个 O 等位基因，并从他们的母亲（Ⅰ—2）遗传一个 O 等位基因；同样，根据子代的 ABO 血型，可知Ⅱ—2 和Ⅱ—3 是 B/O 基因型，B 基因型相对于 O 基因型为显性。

三、常染色体共显性遗传

等位基因编码的常染色体显性血型抗原可能通过共显性的方式遗传，即当存在 2 个不同的等位基因（杂合子）时，2 个等位基因均表达。例如，当 MNS 血型系统的红细胞表型为 S+s+，可推测同时存在编码 S 和编码 s 的等位基因［或基因型为 *S/s*（*GYPB* ∗ *S/s*）］。

四、常染色体隐性遗传

通过常染色体隐性遗传的性状只在该等位基因为纯合子的个体中表达，且其是从父母亲双方遗传得到该等位基因的。当遗传到隐性等位基因的一个拷贝和一个沉默基因或无效等位基因（即无功能的等位基因或编码一个无法检出产物的等位基因）组合时，可表达该隐性性状，且该个体表现与纯合子相似。血清学方法很难或几乎不可能从隐性纯合子中区分出这种组合，但可通过 DNA 检测区分。

2 个杂合子携带者婚配，子代有 1/4 可能为该隐性性状的纯合子。隐性性状纯合子子代的双亲必然是该性状的携带者。如果该隐性基因的频率很低，则很少出现纯合子，或通常在具有该性状个体的兄弟姐妹中容易找到，而在其他亲属中不易找到。除非近亲结婚，该情况在上一代或前几代中均很难找到。当该隐性基因很罕见时，受影响个体的父母很可能是近亲，因为1个罕见的隐性基因纯合子在血缘亲属婚配时出现的概率要大大高于非血缘亲属的随机人群。当该隐性基因较为常见时，近亲结婚则不是出现纯合子的必要条件，如ABO血型系统中的O基因，尽管其是隐性遗传，但并不罕见，O基因纯合子的人在随机人群中很常见。

在血型遗传学中，隐性性状通常指红细胞不表达该抗原，如Lu（a−b−）、Rh_{null}或O型，这是由于沉默基因或无效等位基因的纯合子不编码任何产物或者仅编码一个有缺陷的产物。

第三节　血型术语

红细胞表面抗原最初使用字母（如A/B、C/c）命名，或者以红细胞携带该抗原的先证者或第一个制备该抗体的人（如Duclos）命名，也使用过标有上标的字名（如Le^a、Le^b、Jk^a、Jk^b）和加了数字的术语（如Fy3、Jk3、Rh32）命名。在血型系统中，使用过不止一种方案（如Kell血型系统：K、k、Js^a、Js^b、K11、K17、TOU）命名抗原。

1980年，国际输血协会（International Society of Blood Transfusion，ISBT）成立了红细胞表面抗原术语工作组（以下简称ISBT术语工作组），负责开发一个统一的命名规则，使“肉眼和机器可读”并“符合血型的遗传基础”。血型系统是由单个或多个抗原组成的，这些抗原由单个基因座或2个甚至更多个紧密连接、不发生重组的同源基因组成。因此，每个血型系统在遗传上独立于其他血型系统，并由1个基因或基因簇（2个或更多同源基因组成）表达。抗体与特定无效表型的红细胞不反应不足以将相应的抗原分配到某个血型系统。一些无效表型是基因抑制或修饰的结果，其可以抑制多个血型系统的抗原表达。例如，Rh_{null}表型不仅缺乏Rh抗原（Rh血型系统），而且缺乏Lewis抗原（Lewis血型系统）、Fy5抗原（Duffy血型系统），有时还缺乏U抗原（MNS血型系统）。类似地，通过家族研究血型抗原必须显示可遗传性，或者必须证明抗原的表达与其编码基因的核苷酸序列变异相关，由 ISBT 术语工作组分配抗原名称。血型抗原必须由抗体血清学定义，仅通过 DNA 分析检测到的基因多态性，缺少相应血清学抗体检测，也不能称之为血型抗原。

ISBT 术语工作组建立了一个由大写字母和阿拉伯数字组成的术语系统，以表示血型系统和抗原。每个血型系统也可以通过一组数字来表示（例如，ABO 血型系统＝001，Rh 系统血型＝004）。类似地，系统中的每个抗原被分配 1 个数字（例如，A 抗原＝001，B 抗原＝002，D 抗原＝001）。因此，001001 即 ABO 血型系统 A 抗原，004001 即 Rh 血型系统 D 抗原。或者，可以省略左侧的 0，使 A 抗原变为 1.1，D 抗原变为 4.1。每个血型系统还有 1 个对应的字母缩写，如 KEL 是 Kell 血型系统的 ISBT 术语缩写；Rh 的 ISBT 术语缩写是 RH，因此 D 抗原的另外一个名称是 RH1。这种字母数字术语系统，主要是为计算机使用设计的，并不是理想的日常沟通方式。为了实现统一，ISBT 术语工作组编制了一个方便使用的替代名单。

ISBT 术语工作组定期开会，为新发现的抗原分配名称和号码。ISBT 术语工作组负责开发、维护和监控血型术语基因及其等位基因。该术语系统参考了由人类基因组组织（Human Genome Organization，HUGO）发布的人类基因命名法指南，HUGO 负责基于人类基因命名系统（International System for Human Gene Nomenclature）来命名基因。适用于等位基因、基因型、表型和抗原的传统命名和当前 ISBT 命名的实例见表 1－1。

表 1－1　等位基因、基因型、表型和抗原术语举例（以 Duffy 血型系统命名为例）

维度	传统命名	ISBT 命名
等位基因	—	*FY* 01* 或 *FY* A*
		FY 02* 或 *FY* B*
		FY N* 或 *FY* 01 N* 或 *FY* 02 N*
基因型/单体型	—	*FY* A*/*FY* B* 或 *FY** 01/*FY** 02
表型	Fy（a+b+）	FY：1，2
抗原	Fy^a，Fy^b	FY1，FY2

注：N 表示“无效”，FY* 01N 或 FY* 02N 表示无效等位基因分别位于 FY* A 或 FY* B 的背景上。

【小结】

（1）遗传学是关于遗传的研究，即研究一个特定特征（如血型）从父母传给子代的机制。

（2）基因是 DNA 的一部分，是遗传的基本单位。基因占据染色体上的特定位置（基因座）。

（3）正常人类的体细胞是二倍体，含有 23 对、46 条染色体。23 对染色体中，有 22 对同源染色体，称为常染色体；剩下的 1 对是性染色体，男性为 X 染色体和 Y 染色体，女性为 2 条 X 染色体。

（4）传统上，术语“基因型”是指每个人从父母遗传的一整套基因，该术语也用于表示单个基因位点的等位基因集。一个人的基因型是他的遗传构成，表型是基因可观察到的表达，并反映基因的生物学活性。因此，通过血清学检测红细胞抗原可明确表型。

（5）当特定基因位点上相同的等位基因同时存在于 2 条染色体上时，对于该特定等位基因而言，此个体是纯合子；当特定的等位基因座表达不同的等位基因时，此个体是杂合子。

参考文献

[1] Brown T A. Introduction to genetics: a molecular approach [M]. London: Garland Science, 2011.

[2] Clark D P, Russell L D. Molecular biology: Made simple and fun [M]. St. Louis: Cache River Press, 2010.

[3] Reid M E, Denomme G A. DNA－based methods in the immunohematology reference laboratory [J]. Transfus Apher Sci, 2011, 44 (1): 65－72.

[4] Nussbaum R L, Thompson M W, McInnes RR, et al. Thompson & Thompson genetics in medicine [M]. 6th ed. Philadelphia: Saunders, 2004.

[5] Daniels G L, Anstee D J, Cartron J P, et al. Blood group terminology 1995. ISBT Working Party on terminology for red cell surface antigens [J]. Vox Sang, 1995, 69 (3): 265－279.

［6］Garrtty G，Dzik W H，Issitt P D，et al. Terminology for blood group antigens and genes：historical origins and guidelines in the new millennium［J］. Transfusion，2000，40（4）：477－489.

第二章 ABO和其他糖类血型系统

ABO、P1PK、Lewis、H、I和Globoside血型系统中大部分血型抗原的特异性是由糖蛋白和糖脂上的免疫显性糖类表位所决定的。这些血型抗原的合成需要一系列糖基转移酶的参与。糖基转移酶主要位于高尔基体，它们将特定的糖类按照特定的顺序、空间构型或端基异构（α-或β-连接）依序连接，使糖脂和（或）糖蛋白的寡糖链得以延伸。血型抗原通常位于链的末端，但也并非全部如此。因此类血型抗原广泛的组织分布，这种糖类血型抗原常被称为组织血型。

过去认为，糖基转移酶有特异性的供体和受体分子，但更广泛的案例表明，包括与糖类有关的血型在内，受体底物具有混杂性。由于糖基转移酶的转录调控，以及其对核苷酸单糖供体［如尿苷二磷酸（uridine diphosphate，UDP）-半乳糖］和糖受体（如1型链和2型链）的专一性，许多血型抗原呈组织特异性分布。尽管仍有许多确切机制尚不清楚，但是已有的一些研究显示，血型抗原在机体发育、细胞黏附、恶性肿瘤和感染性疾病中发挥了作用。

第一节 ABO血型系统

ABO血型系统最初由Karl Landsteiner于1900年提出，至今仍然是输血医学中最重要的血型系统。血液中，ABO抗原大量表达于红细胞、血小板，对于分泌型个体，ABO抗原也存在于体液中。ABO抗原也表达于其他组织，包括内皮、肾、心脏、肠、胰腺和肺组织。正是这些组织表达的抗原构成了 ABO 不相容器官移植的障碍。

输注 ABO 不相容血液可能导致急性血管内溶血、肾衰竭甚至死亡。同样，如果患者未经预处理以去除血浆中的天然抗-A 和（或）抗-B，移植 ABO 不相容器官可能导致超急性体液性排斥反应。鉴于 ABO 不相容可能导致严重的临床后果，ABO 血型定型和 ABO 相容性试验仍然是输血前检查的基础和移植前检查的重要内容。

ABO 血型系统包含 4 种主要的 ABO 表型：A 型、B 型、O 型和 AB 型，由红细胞表面是否存在 A 抗原和（或）B 抗原决定。ABO 血型系统的另一特征为当红细胞表面不表达 A 抗原或 B 抗原时，血清中天然存在针对其的抗体，称作同种血凝素。如表 2-1 所示，红细胞表面 A 抗原和（或）B 抗原与血清中抗-A 和（或）抗-B 是一种互反关系，这种现象称为 Landsteiner 定律。例如，O 型红细胞表面缺乏 A、B 抗原，但血清中含有抗-A、抗-B。目前认为，此类血清天然抗体是机体对肠道和环境中细菌产生免疫应答的结果，如研究者在肠杆菌科细菌表面脂多糖上就发现了 ABO 样结构。

表 2-1　常见 ABO 血型

表型	红细胞与抗血清反应（红细胞分型）		血清与试剂红细胞反应（血清分型）			中国人群中的频率
ABO 血型	抗-A	抗-B	A_1 型红细胞	B 型红细胞	O 型红细胞	
O	-	-	+	+	-	32.96%
A	+	-	-	+	-	29.09%
B	-	+	+	-	-	28.87%
AB	+	+	-	-	-	9.08%
孟买型	-	-	+	+	+	罕见

注：* H 阴性表型（详见“H 血型系统”）；+. 出现凝集反应；-. 无凝集反应。

一、生物化学

ABO 血型系统的血型抗原有 A、B、H3 种，A、B 抗原由糖蛋白或糖脂的末端表位决定。H 抗原是 A、B 抗原生物合成必需的前体物质，特征为

含有一个 α−1,2−岩藻糖末端。这种连接了岩藻糖的寡糖链才能成为 A、B 糖基转移酶的底物。对于 A 型个体，N−乙酰半乳糖胺通过 α−1,3 与 H 抗原末端的半乳糖结合，从而形成 A 抗原；而对于 B 型个体，α−1,3−半乳糖与 H 抗原结合形成 B 抗原；如同时合成 A、B 抗原则为 AB 型；O 型个体因 ABO 基因的改变无 A 抗原和 B 抗原合成，因此仅表达 H 抗原。罕见的孟买表型的个体由于缺乏 H 抗原，也不能合成 A、B 抗原（详见“H 血型系统”）。

A 抗原和 B 抗原作为终端抗原表位可出现在不同大小、组成、连接方式及不同组织的寡聚糖支架上。红细胞上的 ABH 连接位点主要位于 *N*−型糖苷键连接的糖蛋白，也有小部分位于 *O*−型糖苷键连接的糖蛋白及糖鞘脂。根据紧连决定 ABH“抗原决定糖”的糖链序列，ABH 抗原可分为不同亚类。人类 ABH 抗原主要表达在 4 种不同的寡聚糖外周核心结构，红细胞内源性合成的 ABH 抗原主要表现为 2 型结构。此外，具有 ABH 抗原活性的 1 型结构可以吸附在红细胞表面，特别是分泌型个体。

遗传因素决定了机体合成和应用糖链能力的不同。除了表 2−1 提到的 4 种主要的 ABO 血型之外，基于 A 或 B 抗原表达的量及 A 或 B 抗原糖链的类型可将 A 或 B 表型分为不同的亚型（详见“ABO 亚型”）。例如，A 型可以细分为多个亚型，其中 A_1 型是最常见的 A 亚型，A_2 型是次常见的 A 亚型。由于 A_1 型的 A 糖基转移酶活性比 A_2 型强，A_1 型红细胞表面 A 抗原数量约为 A_2 型的 5 倍，两者之间也存在抗原性差异。例如，与 A_2 型糖基转移酶相比，A_1 型糖基转移酶更倾向于催化生成 3 型（重复 A）和 4 型（globo−A）A 抗原。1 型底物上的 ABH 抗原既可以被针对 ABH 的抗体识别，也可以被抗−Le^b 识别（详见“Lewis 血型系统”）。

二、ABO 血型在机体生长和发育中的变化

妊娠 5～6 周即可在胚胎红细胞表面检测出 ABO 抗原。由于Ⅱ型前体物质不成熟，脐带血红细胞 ABO 抗原数量比成人少（详见第四节 I 血型系统和 Ii 血型集合）。随着年龄增长，前体链分支增多，更多的 A 抗原或 B 抗原得以表达，2～4 岁时抗原表达水平与成人相同。

新生儿出生时血清中无抗−A 和抗−B，如果存在，则来源于母亲。婴幼儿体内的血型抗体随着月龄的增加逐渐产生，ABO 血型 IgM 抗−A 在

4～5 月龄婴幼儿中普遍产生，抗－B 在 8～10 月龄婴幼儿中普遍产生；大于 6 月龄的婴幼儿，ABO 血型抗体检测凝集强度评分≥4 分（凝集≥1＋W）；大于 9 月龄的婴幼儿，ABO 血型抗体检测凝集强度评分≥7 分（凝集≥2＋W）。在儿童早期，抗－A 和抗－B 效价继续升高，5～10 年内达到成人水平。

健康成人的 ABO 抗体效价可以在 4～2048 之间变化，甚至更高。高效价 ABO 抗体可见于 O 型多产妇和服用益生菌类营养补充剂的患者。有报道指出，老年人 ABO 抗体效价减弱，但随后的研究对此提出了质疑。部分研究认为，在工业化国家，随着人们对加工类食品食用的增加，ABO 抗体效价减弱。

三、ABO 亚型

ABO 亚型是指红细胞或分泌液（分泌型个体中）所含 A 抗原或 B 抗原量不同的表型。临床上常常遇到的两种亚型是 A_1 型和 A_2 型。多数 A 型献血者为 A_1 型（在欧洲人中约占 80%），其特征为每个细胞上 A 抗原表位数量约为 A_2 型的 5 倍，A_2 型是第二常见的亚型（约占 20%）。很难估计每个红细胞抗原表位的绝对数量，一些研究人员认为，A_1 型大约有 100 万，A_2 型大约有 22 万，但另一些研究人员认为是这一数量的 2～3 倍。A_1 型和 A_2 型都可以在常规直接检测中与抗－A 试剂产生强凝集。A_1 型、A_2 型可以通过双花扁豆凝集素鉴别，其与 A_1 型红细胞凝集，但稀释到一定程度不与 A_2 型红细胞凝集。由于 A_2 型 H 到 A 的抗原转化不充分，A_2 型红细胞与抗－H 荆豆凝集素的反应性增加。酶学研究表明，A_1 型糖基转移酶的活性是 A_2 型糖基转移酶的 5～10 倍，从而导致了 A_1 型、A_2 型 A 抗原表达数量和性质不同，A 抗原的抗原性差异表现在，3 型、4 型结构的 A 抗原在 A_1 型红细胞表达，而在 A_2 型或弱 A 型中不表达或表达程度很低。

除 A_2 型外，目前发现的其他几种弱 A 亚型有 A_3、A_x、A_m 和 A_{el}。同样的情况存在于 B 亚型中（如 B_3、B_x、B_m 和 B_{el}）。弱 A 和弱 B 亚型很少见，在成人可通过红细胞（正定型）和血清或血浆（反定型）定型结果不符发现。大部分弱 A 和弱 B 亚型在单克隆定型试剂出现之前被发现，所报道的凝集反应格局基于与人源多克隆抗－A、抗－B 和抗－AB 试剂的反应。弱 A 亚型通常不与人源多克隆抗－A 反应（表 2－2），且与人源多克隆抗－A_1、抗-AB和鼠源单克隆抗体发生免疫反应的程度具有可变性和不确定性。与商品化鼠源单克隆抗体试剂反应的凝集强度取决于试剂的单克隆程度，不同克隆来源的抗体混合在一起可作为抗-AB使用，使A_x亚型红细胞凝集。由于H抗原与A、B抗原的合成成反比关系，大多数弱A和弱B亚型的H抗原表达水平都接近O型红细胞。在临床实践中，很少需要鉴定出患者具体的A或B亚型，除非碰到需要确定A_2型供者的肾是否可以移植给O型受者的情况。然而，为了避免不必要地使用O型红细胞，在长期输血患者中仔细鉴定ABO血型是值得的。应该高度关注并明确献血者ABO正反定型不一致的根本原因。例如，嵌合体与A_3型都可能表现出混合凝集，但两者必须进行区分。

表2-2　A和B亚型的血清学反应

红细胞表型	红细胞与抗血清或凝集素反应				血清与试剂红细胞的反应			唾液（分泌型）
	抗-A*	抗-B	抗-AB	抗H	A_1型红细胞	B型红细胞	O型红细胞	
A_1	4+	-	4+	-	-	4+	-	A，H
A_2	4+	-	4+	2+	-/2+†	4+	-	A，H
A_3	3+mf‡	-	3+mf‡	3+	-/2+†	4+	-	A，H
A_x	-/±	-	1～2+	4+	-/2+†	4+	-	H
A_{el}	-	-	-	4+	-/2+†	4+	-	H
A_m	-/±	-	-/±	4+	-	4+	-	A，H
B_x	-	-/±	±/2+	-	4+	-	-	B，H
B_3	-	3+mf‡	3+mf‡	4+	4+	-	-	B，H
B_{weak}	-	±/2+	±/2+	4+	4+	-	-	H
B_{el}	-	-	-	4+	4+	-	-	H
B_m	-	-/±	-/±	4+	4+	-	-	B，H

注：*，用抗-A的吸收放散试验阳性。†，在这些表型中抗-A1是否出现具有不确定性。‡，反应可判读为2+或3+混合凝集，但通常看起来像大量游离细胞中的一个或几个大的凝集块；1+～4+，逐渐增强的凝集反应；±，弱凝集；mf，混合凝集；-，无凝集。

四、B（A）、A（B）和 cisAB 表型

B（A）表型是常染色体显性表型，其特征为 B 型红细胞上表达弱 A 抗原。血清学方面，B（A）型红细胞可以与抗－B 发生强反应，与单克隆抗－A 发生弱反应（凝集强度<2+），血清/血浆中可能含有可与 A_1 和 A_2 亚型红细胞反应的强抗－A。B（A）型红细胞与不同单克隆抗－A 试剂发生反应的程度不同，利用一系列的多克隆和单克隆抗－A 可以解决 B（A）亚型正反定型不符的问题，然而，基因测试仍然是金标准。B 等位基因中 B－特征的多态性位点 c.703G>A（p.Gly235Ser）缺失将使 B 等位基因成为 B（A）等位基因，但 B 等位基因的其他基因改变也会导致这种表型。在这些个体中，这种基因型的基础是 B 糖基转移酶将 UDP－N－乙酰半乳糖胺连接到 UDP－半乳糖上的活性增强，从而出现了可检测到的 A 抗原。

A（B）亚型可以与单克隆抗－B 发生凝集反应，该表型的产生与 H 抗原和血浆 H 糖基转移酶活性增加有关，有一种假说认为，可能是 H 抗原前体物质增加使 A 糖基转移酶合成了一些 B 抗原物质。

CisAB 型又称为顺式 AB，是 AB 型的一个稀有型，当个体通过遗传所获得的 ABO 基因，其编码的 ABO 糖基转移酶利用 A 和 B 特异性核苷酸糖的方式比 B（A）或 A（B）表型更均衡时，可以表现为 CisAB 表型。如果 CisAB 等位基因与 O 等位基因一起反式遗传，则观察到具有 A 抗原和 B 抗原弱表达的特殊表型（如 A_2B_3），血清/血浆中通常存在弱抗－B 抗体。cisAB 有不同的变异型，但其最常见的变异型（ABO＊cisAB.01）在东亚的一些地区相对普遍，所以常见于祖先来自这些地区的个体。在该变异型中，A_1 等位基因表现出 B 抗原特征的多态性 c.803G>C（p.Gly268Ala），其改变了酶对供体底物的特异性。

五、获得性 B

获得性 B 是 A 型血个体中出现的一种暂时的血清学正反定型不一致的现象。当患者或献血者过去被鉴定为 A 型而现在表现出弱 B 时，应怀疑是否为获得性 B。血清学方面，获得性 B 型红细胞抗－A 产生强凝集，与某些

单克隆抗－B 和多数多克隆抗－B 产生弱凝集（凝集强度为 2＋或更低），且血清/血浆中含有正常效价的抗－B 抗体。尽管患者红细胞可与抗－B 发生凝集反应，但是患者血清不会与自身红细胞发生凝集反应。

获得性 B 是 A 抗原的 N－乙酰半乳糖胺脱乙酰产生 B 样半乳糖胺的结果。获得性 B 现象常发生于胃肠道细菌感染的患者，许多胃肠道细菌能将 A 抗原转化为 B 样类似物的脱乙酰酶。获得性 B 的鉴别可能受到试剂 pH 值和特异性单克隆抗－B 定型试剂的影响。曾经出现含有 ES－4 克隆的抗－B 试剂导致获得性 B 检出率增加的情况。

明确红细胞分型并确认是否存在获得性 B，应该使用不同的单克隆抗－B 或酸化的人源抗－B（pH 值 6.0）重新检测红细胞，酸化的人源抗－B 不与获得性 B 抗原反应，也可以进行 ABO 基因分型，识别获得性 B 的单克隆抗－B 试剂现不应用于临床实践。

六、ABO 抗体

1. 抗－A 和抗－B

A 型和 B 型个体的主要同种抗体是 IgM 型，也可以检测到少量 IgG 型抗体。O 型血清的抗－A 和抗－B 主要为可以通过胎盘的 IgG 型抗体（IgM 不能通过）。因此，相比其他血型，ABO 胎儿新生儿溶血病（ABO hemolytic disease of the fetus and newborn，ABO HDFN）常见于 O 型血母亲的后代。然而，ABO HDFN 的临床问题没有 RhD 引起的胎儿新生儿溶血病严重。

IgM 型和 IgG 型抗－A 和抗－B 均在 20℃～24℃或更低温度时凝集红细胞的能力较强，且两者都可以在 37℃有效激活补体。如果血清学试验包括了 37℃孵育过程，则发生补体介导的溶血反应会更明显。当上层血浆为粉红色到红色，或红细胞扣变小甚至消失时，应该怀疑是否为 ABO 抗体介导的溶血。溶血必须判为阳性结果。用于检测的血浆或试剂红细胞应悬浮于含有乙二胺四乙酸（EDTA）抗凝剂的溶液中，以防止补体激活和溶血。

2. 抗－AB

O 型血清中含有一种可以同时和 A 型、B 型红细胞反应的“抗－AB”，其抗－A 和抗－B 的反应性不能通过吸附分离，说明此抗体识别 A 抗原、B 抗原的共同表位。这也是 ISBT 认可 AB 为 ABO 血型系统第三个抗原的原因。唾液中含有的分泌型A或B物质可以抑制抗－AB与A型、B型红细胞反应的活性。

3．抗－A1

1%～8%的A_2型和22%～35%的A_2B型个体血清中含有抗－A1同种异体抗体，也可以在其他弱A亚型血清中发现抗－A1。O型血清中含有抗－A和抗－A1。由于抗体的存在，ISBT已经确认A_1抗原为ABO血型系统的第四个抗原。在常规血型检测中，抗－A1可以导致血型鉴定正反定型不一致，并导致与A_1和A_1B型红细胞交叉配血不相容。抗－A1常为IgM型，最适反应温度为室温或更低，通常认为无临床意义。但是，如果抗－A1在37℃有反应性，则认为具有临床意义。此种情况下，A_2型患者只能输注O型或A_2型红细胞，A_2B型患者应输注A_2型、A_2B型、B型或O型红细胞。

第二节 H血型系统

除了罕见的孟买型缺乏H抗原以外，H抗原在所有红细胞中普遍存在。H抗原作为A抗原、B抗原的前体物质，在红细胞上的数量取决于ABO血型分型。由于O型个体缺乏功能性ABO基因，所以O型红细胞上H抗原高度表达。但在A型和B型个体中，H抗原分别转化为A抗原和B抗原，因此H抗原数量很少。基于与抗－H荆豆凝集素的凝集能力，各型红细胞上H抗原的数量依次为：O型＞A_2型＞B型＞A_2B型＞A_1型＞A_1B型。H抗原存在于造血干细胞、红细胞、巨核细胞和其他组织中，与细胞黏附、造血分化和某些恶性肿瘤密切相关。

一、生物化学与基因学

H抗原分子末端为二糖岩藻糖（α－1,2）半乳糖。2种不同的岩藻糖基转移酶（Fuc－T）合成H抗原：α2Fuc－T1（*FUT*1编码，也被称为H基因）和α2Fuc－T2（*FUT*2编码，分泌型基因）。*FUT*1编码的酶优先对红细胞糖蛋白和糖脂上的2型寡聚糖进行岩藻糖化，从而形成2型H抗原；

*FUT*2 编码的酶优先识别 1 型 H 前体形成分泌型 1 型 H 抗原和 Le^b抗原。唾液和其他体液中，分泌型 1 型 ABH 抗原的合成需要功能性 *FUT*2（分泌型）基因，*FUT*2 在红细胞上不表达，但在唾液腺、胃肠道组织和生殖泌尿组织中表达。红细胞上的 1 型 ABH 抗原是从血循环中的糖脂抗原被动吸附而来的（详见“Lewis 血型系统”）。*FUT*1 和 *FUT*2 基因都有失活和减弱的突变。一些突变存在地理和种族分布。例如，约 20%欧洲血统的个体为非分泌型，是 *FUT*2 * 01N. 02 基因（c. 428G>A）为纯合子的结果，导致终止密码子提前（p. Trp143Stop）并形成无功能的酶。

二、Null 表型

1. 孟买型（O_h型）

孟买表型（Bombay phenotype，O_h）最初发现于印度孟买，是一种罕见的常染色体隐性遗传表型，其特征为红细胞和分泌物中缺乏 H、A 和 B 抗原。基因学上，O_h型个体含非功能性 *FUT*1 和 *FUT*2 的纯合子（或复合杂合子）基因，导致 O_h型红细胞完全不存在 1 型和 2 型 H 抗原，因此 A 抗原和 B 抗原的缺失与 ABO 基因型无关。最初的 O_h 型实际上是 *FUT*1 基因的一个错义突变（c. 725T>G，p. Leu242Arg），以及 *FUT*2 基因整个被删除的结果。O_h型红细胞 H 抗原阴性，不与抗－H 荆豆凝集素、单克隆抗－H 和来自其他 O_h型个体的人源多克隆抗－H 反应。由于缺乏 Le^b合成所必需的功能性 *FUT*2（分泌型）基因，O_h 型个体也为 Le（b－）型（详见“Lewis 血型系统”）。基因分析发现，O_h型个体 *FUT*1 和 *FUT*2 基因含有大量的失活突变。O_h型也存在于因 GDP－岩藻糖转运基因突变所致的 2 型白细胞黏附缺陷症（leukocyte adhesion deficiency type 2，LAD2）患者。

由于缺乏 ABH 抗原，O_h型个体存在针对 A、B 和 H 抗原的天然抗体，在常规的 ABO 定型试验中，通常最初被鉴定为 O 型。利用富含 H 抗原的 O 型红细胞进行血清抗体检测，可以检出 O_h表型。O_h表型个体血清的抗－H 与 O 型红细胞发生强凝集反应，也可表现为体外溶血。红细胞缺乏 H 抗原并且血清含有可与 O 型红细胞反应而不与其他的 O_h型红细胞反应的强抗－H，则可以鉴定为 O_h表型。

2. 类孟买型

类孟买型为红细胞明显缺乏 H 抗原的分泌型，基因学方面体现为非功

能性 *FUT*1 基因纯合子，但至少含一个功能性 *FUT*2 基因（分泌型）。不同于经典孟买型，类孟买型在分泌物和血浆中表达 1 型 ABH 抗原，所以，虽然类孟买型红细胞上无血清学方法可检测的 H 抗原，但其携带少量 A 和（或）B 抗原。类孟买型血浆中的 1 型 A 和（或）B 抗原可被动吸附于红细胞，导致出现弱 A 或弱 B 抗原。类孟买型红细胞分为 A_h、B_h 和 AB_h 型。类孟买型也可出现在 O 型个体中，通过红细胞或分泌物中检测 1 型 H 抗原可以鉴定。

在实验室检测中，类孟买型红细胞可能与抗−A 和抗−B 试剂发生弱反应（也可能不发生），一些情况下，A 和 B 抗原仅在吸收和放散后才能被检测出。A_h 和 B_h 类孟买型红细胞与抗−H 凝集素、单克隆抗−H 和 O_h 型个体的抗−H 不发生反应，血清中含有抗−H、抗−HI 或两者皆有，同时根据其 ABO 分型含有抗−A 或抗−B。类孟买型与孟买型相比，血清中抗−H 较弱且很少具有临床意义。

类孟买型也可以在非分泌型中出现（如没有功能性的 *FUT*2 基因）。在这些罕见的病例中，两个 *FUT*1 等位基因携带的突变会降低但不会消除酶活性。因此，这些个体在红细胞上表达少量的 2 型 H 抗原，但在分泌物中（及红细胞上）缺乏 1 型 H 抗原。如果 ABO 基因座处有 A 基因或 B 基因，则表型可分别描述为 A_h 和 B_h。

三、抗−H

1. 同种抗−H（孟买型和类孟买型）

孟买型个体中的抗−H 具有显著临床意义，与急性溶血性输血反应相关。抗−H 主要为 IgM 型，在较大温度范围内（4℃～37℃）可与除了 O_h 型红细胞外所有红细胞反应。与抗−A 和抗−B 相同，同种异体抗−H 能够激活补体并且导致血管内溶血。类孟买型个体中的抗−H 可能效价较低，并且在体外不太容易引起直接溶血，但仍然是具有临床意义的。

2. 自身抗−H 和自身抗−HI

健康人可有针对 H 和 HI 抗原的自身抗体，最常见于红细胞上只有低水平 H 抗原的 A_1 型个体中。自身抗−H 和自身抗−HI 常为 IgM 型抗体，在室温下具有反应性。

四、临床输血

同种抗－H是具有临床意义的抗体，能够激活补体引起溶血性输血反应。所以，孟买型产生了同种抗－H的患者必须输注H抗原阴性（O_h）红细胞，类孟买型也一样，但在紧急情况下，评估其临床意义是有价值的。

相比之下，自身抗－H和抗－HI通常无显著临床意义，在大多数患者中，输注的特定血型或O型红细胞可以在体内正常存活，偶见自身抗－HI导致红细胞存活减少，输注O型红细胞后产生溶血性输血反应。溶血性输血反应可能发生在O型红细胞输给含有37℃反应性的高效价抗－HI的A_1型、B型或A_1B型患者。建议此类患者输注相应血型（A_1型、B型或AB型）的红细胞。

第三节　Lewis血型系统

Lewis血型系统由2个主要抗原组成，即Le^a（LE1）和Le^b（LE2），有3种常见的表型，包括Le（a+b−）、Le（a−b+）和Le（a−b−）。另有4种Lewis抗原代表Le^a、Le^b和ABH抗原的复合反应性：Le^{ab}（LE3）、Le^{bH}（LE4）、ALe^b（LE5）和BLe^b（LE6）。Lewis抗原不仅存在于红细胞，还广泛表达于血小板、内皮细胞、泌尿生殖系统和胃肠上皮细胞。

Lewis抗原不是由红细胞合成的，而是血浆中可溶性Lewis糖脂被动吸附到红细胞膜上形成的。胃肠道富含Lewis活性糖脂和糖蛋白，是血浆中Lewis糖脂的主要来源。由于Lewis抗原是被动吸附到红细胞膜的，其抗原量可能发生变化：一方面，它们可以从输入体内的红细胞上洗脱，使循环中Lewis抗原增加；另一方面，由于血浆蛋白和脂蛋白吸附Lewis糖脂，增加血浆量或循环脂蛋白可将红细胞Lewis抗原洗脱下来，使红细胞上Lewis抗原减少。例如，妊娠期间红细胞Lewis抗原常减少，甚至暂时表现为Le（a−b−）。原因就是孕妇循环血浆体积和脂蛋白增加（脂蛋白增加至4倍）。Lewis抗原水平在储存红细胞上也会降低，因此应尽早进行Lewis表型分析，以避免假阴性结果。Le^b的表达和免疫反应性也受 ABH 血型影响，这是由 Lewis 抗原和 ABH 抗原的交叉性合成过程所导致的。

一、Lewis 在儿童中的表达

与成人相比，新生儿大多数表型为 Le（a－b－），但约 50％的新生儿在无花果蛋白酶或木瓜蛋白酶处理样本后表现为 Le（a+b－）。各年龄段儿童由于在分泌型酶（FUT2）活性方面发育迟缓，Le^b抗原在新生儿中的检出率较成人低。但儿童的分泌型酶活性与成人接近，可短暂表现为 Le（a+b+）。Lewis 血型在 5～6 岁时才开始发育。

二、Lewis 抗体

抗－Lewis 抗体为 IgM 天然抗体，临床上最常检出于 Le（a－b－）表型人群血清中，该血清中可能同时含有抗－Le^a、抗－Le^b和抗－Le^{ab}，其中，抗－Le^{ab}能识别 Le（a+）或 Le（b+）红细胞。Le（a－b+）表型能够合成少量的Le^a，所以该表型不产生抗－Le^a。Le（a+b－）表型中较少存在抗－Le^b。妊娠期间可出现 Lewis 抗体且短暂表现为 Le（a－b－）表型。另外，抗－Le^b可以表现出 ABO 血型特异性（抗－Le^{bH}、抗－ALe^b和抗－BLe^b），并优先与相应 ABO 血型的 Le（b+）型红细胞反应。其中以抗－Le^{bH}最常见，其与 O 和 A_2型 Le（b+）红细胞的反应性强于 A_1和 B 型，后者 H 抗原水平低。

大多数 Lewis 抗体是在室温盐水中具有反应性的凝集素。与 ABO 血型抗体不同，其凝集相对较弱且易散开，需离心后轻柔重悬观察。37℃孵育后也可以观察到凝集，但通常比室温弱。抗人球蛋白（anti－human globulin，AHG）介质中也能检测到 Lewis 抗体，此时反应体系中可能存在 IgG 或结合补体（使用多特异性 AHG 试剂）。体外试验中 Lewis 抗体有时导致溶血，特别是使用新鲜血液和经酶处理的红细胞时。

三、临床输血

一般来说，Lewis 抗体没有太多的临床意义。在 37℃配血相容的红细胞，无论哪种 Lewis 表型，输注后其在体内的生存时间都可达到预期。对于大多数患者，没有必要输注 Lewis 抗原阴性的红细胞。Lewis 抗原与 ABO 抗原不同，是外源性的糖脂抗原，输注红细胞中的 Lewis 抗原数天内易被洗脱和脱落；输注血浆中的 Lewis 抗原可以中和受血者体内 Lewis 抗体。因此，输注 Le（a+）或 Le（b+）红细胞后罕见溶血反应。

Lewis 抗体不引起胎儿新生儿溶血病。这是因为，Lewis 抗体主要为 IgM，不能通过胎盘，并且 Lewis 抗原在新生儿红细胞上表达较弱，甚至许多新生儿表现为 Le（a−b−）型。

第四节　I 血型系统和 Ii 血型集合

I 和 i 抗原普遍存在于所有细胞膜，两者在抗原结构上密切相关。I 和 i 抗原共同的最小表位是一个末端重复的乳糖胺结构［Galβ（1−4）GlcNAc］或 2 型链前体。最小单位的 i 抗原决定簇为线性、非分支结构，含有至少 2 个连续乳糖胺结构。I 抗原是由 i 抗原衍生的多价的分支多糖结构。I 和 i 是合成 ABH、Lewis X［Galβ（1−4）（Fucα1−3）Glc−NAc］和其他 2 型链抗原的底物和支架。在红细胞上，i 和 I 抗原存在于 N−连接糖蛋白和糖鞘脂上。I 抗原属于 I 血型系统，而 i 抗原代表了 Ii 集合的独立成员。

一、抗原表型

根据是否存在 I 抗原可分为（I+）和 i（I−）两种表型。i 表型是新生儿红细胞的特征，而 I+是成人常见的表型。随着年龄的增长，I 抗原逐渐增加，同时随着糖链的分支，i 抗原逐渐减少；大多数儿童在 2 岁时表现为成人的 I+表型。i 抗原增加可见于慢性溶血性疾病，也是应激性红细胞生成的表现之一。

2 种遗传性疾病可以表现出 i 抗原的增加：① i_{adult} 表型（I－i＋）是 *GCNT2*（以前称为 *I* 或 *IGnT* 基因）突变引起的常染色体隐性表型，亚裔人群 i_{adult} 表型与先天性白内障相关；② Ⅱ 型先天性红细胞生成异常性贫血（酸化血清溶血试验阳性的遗传性球型红细胞增多症）可表现出 i 抗原水平增加。

二、抗体

（一）抗－I

抗－I 常见于健康人血清，通常是 IgM 型抗体，在 4℃具有强反应性（效价＜64），更高效价抗体在室温即可检出。可以将与成人红细胞具有强反应性，但与脐血红细胞反应弱或无凝集作为对照试验，从而鉴定抗－I。4℃孵育、加入白蛋白或酶处理红细胞等方法可以增强抗－I 的抗体反应性。同种抗－I 可见于 i_{adult} 表型。

抗－I 的反应具有复杂性。具体表现为：与特定的 ABO、P1 或 Lewis 表型红细胞反应更强；许多抗－I 可以识别经进一步修饰从而表达额外血型抗原的分支寡糖；抗－HI 通常存在于 A_1 血型血清，由于 O 型和 A_2 型红细胞 H 抗原比 A_1 型红细胞更丰富，抗－HI 与前二者反应更强；如 A 型血清可直接凝集 O 型红细胞，但与大多数 A 型红细胞相容，可考虑抗－HI 存在；抗－IA、抗－IP1、抗－IBH 和抗 ILe^{bH} 具有各自反应特异性。

（二）抗－i

自身抗－i 是健康人相对少见的冷凝集素，与抗－I 类似，主要是 IgM 抗体，在 4℃～10℃反应性弱。抗－i 与脐血和 i_{adult} 表型红细胞反应最强，与 I+表型成人红细胞反应较弱。传染性单核细胞增多症常具有短暂但高效价抗－i。与抗－I 类似，抗－i 可出现复杂的抗体反应性（如抗－iH）。

（三）冷凝集素综合征

自身抗－I 和自身抗－i 在冷凝集素综合征（cold agglutinin syndrome,

CAS）和混合抗体型自身免疫性溶血性贫血中具有病理学意义，主要作为具有高效价和较宽反应温度域特性的补体结合性抗体发挥作用。淋巴组织增殖性疾病，如 Waldenström 巨球蛋白血症、淋巴瘤和慢性淋巴细胞白血病可发生原发性 CAS。感染可产生较强的自身抗－I，肺炎支原体感染是自身抗－I 出现的常见原因，可伴有一过性溶血，特别是血管内溶血。

在未稀释的标本中，CAS 自身抗体的特异性并不明显，可能难以确定。为了鉴定特异性自身抗体及确定其临床意义，需要检测分析抗体效价和反应温度。

三、临床输血

自身抗－I 可以干扰 ABO 红细胞定型、抗体筛查和输血相容性检测。该抗体在 AHG 介质检测中可具有反应性，特别是试验中应用多特异性 AHG。这种反应性不能说明抗体在 37℃具有活性，而是抗体在低温条件下反应并结合补体所致。一般情况下，可以采用不在室温下反应和使用抗－IgG 特异性 AHG 的方法避免冷自身抗体的干扰，对于强反应性抗体可通过冷自身抗体吸收技术去除。冷自身抗体吸收后的血清也可用于 ABO 定型。

第五节　P1PK 血型系统及 GLOB 血型系统

1927 年，Landsteiner 和 Levine 在实验中发现了 P 血型系统（当时是这么认为的），同时发现 M 抗原和 N 抗原。这实际上是现在所说的 P1 抗原和 P^k 抗原，而与其在化学结构上关系密切的 P 和 LKE 属于另一个血型系统——Globoside（符号为 GLOB），2010 年该系统的名称被改为 P1PK 血型系统。P 血型系统几种相关的糖鞘脂抗原分别属于 P1PK 血型系统（P1、P^k、NOR）、GLOB 血型系统（P、PX2、LKE）。P^k、P、PX2 和 LKE 是高频抗原，表达于 null 表型外的几乎所有个体的红细胞，null 表型无 P、PX2 和 LKE 抗原（P^k表型）或同时缺乏 P、P^k和 LKE 抗原（p 表型）。PX2 在 p 表型的红细胞上特别强烈地表达。红细胞 P 抗原（也被称为红细胞糖苷脂）

丰富，占总红细胞脂质近 6%。P^k 和 P 抗原也广泛表达于血浆和非红系细胞或组织，包括淋巴细胞、血小板、滑膜细胞、内皮细胞、胎盘、肾、肺、心脏等器官，而 P1 抗原似乎主要在红细胞表达。

一、表型

超过 99.9%的献血者是 P_1（$P1^+$）式 P_2（$P1^-$）表型，两种表型均表达 P^k 和 P 抗原，不同点在于 P1 抗原的表达。类似 ABO 血型系统，稀有的 P 和 P^k 表型与血清中含有针对缺失抗原的天然抗体（抗－P1，抗－P，抗 P^k）有关。

二、P1PK 和 GLOB 血型系统抗体

（一）抗－P1

P_2 型（$P1^- P^{k+}$）献血者中，有 1/4～2/3 的人存在抗－P1。抗－P1 是天然产生的 IgM 同种抗体，室温下可检测到弱凝集。在极少数病例，抗－P1 在 37℃反应或发生体外溶血；由于抗－P1 为 IgM 抗体，不能透过胎盘，目前无抗－P1 引起 HDFN 的报道；极少报道抗－P1 引起体内溶血。肝包虫囊肿或肝片吸虫病患者及鸟类饲养员中抗－P1 效价常升高。鸟类粪便中的 P1 样物质可刺激机体抗－P1 水平增高。有些抗－P1 个体有 I 血型特异性抗体（抗－IP1）。

根据基因型，P1 抗原在个体间的表达强度有差异，也有报告显示体外储存期间 P1 抗原表达下降，因此，试验中抗－P1 可能并不与所有表达 P1 抗原的红细胞反应。可以通过低温孵育（如 4℃）或酶处理红细胞的方法增强抗－P1 反应性。抗－P1 反应性可被含有包虫包囊液或鸽子蛋 P1 样物质抑制。抑制 P1 反应性有助于检测血清中多重抗体。

（二）同种抗－PP1P^k和同种抗－P

同种抗－PP1P^k（旧称为抗－Tj^a）是 p 表型个体中一种可分离的抗－P、抗－P1 和抗－P^k混合型抗体。同种抗－P 为 P_1^k和 P_2^k表型个体的血清中的天

然抗体，主要是 IgM 或 IgM、IgG 混合型抗体。两种抗体均为较强的溶血素并与溶血性输血反应相关，也可导致 HDFN。同种抗－PP1P^k（p 表型）或抗－P（P_1^k和 P_2^k表型）与早期复发性自然流产相关，富含 P^k和 P 抗原的胎盘是母体细胞毒性 IgG 抗体的靶标。

（三）自身抗－P

自身抗－P（又称为 Donath－Landsteiner 抗体），是一种特异性自身抗体，见于阵发性冷性血红蛋白尿（paroxysmal cold hemoglobinuria，PCH）患者。PCH 是一种易发生于病毒感染后儿童的临床综合征。PCH 的自身抗－P 是一种 IgG 双相溶血素，能够在低温水平结合红细胞，又在 37℃体温水平发生血管内溶血。这个特点可以在体外通过 Donath－Landsteiner 试验证明。

三、临床输血

同种抗－PP1P^k和同种抗－P 是具有临床意义的抗体，与急性溶血性输血反应和自然流产相关。极少 p 表型和 P^k表型的个体需输注抗原阴性、交叉配血相容的红细胞。由于 P^k表型个体的血清中同时含有抗－P 和抗－PX2，即使 p 抗原阴性，也应避免使用 p 表型的红细胞。p 表型是所有表型中 PX2 表达最高的。

一般来说，抗－P1 是没有显著临床意义的室温凝集素。抗－P1 仅在室温或室温以下发生反应，如 P1＋红细胞输注给含抗－P1 患者，红细胞可正常生存，没有必要为抗－P1 患者提供抗原阴性的红细胞。抗－P1 极少导致红细胞生存率降低和溶血性输血反应。

若抗－P1 能够在 37℃结合补体，在 AHG 试验中具有强反应性，那么认为其具有潜在的临床意义，遇到这种情况，可选用 37℃下多特异性 AHG 或抗－C3 间接抗球蛋白试验均不反应的血液成分。

【小结】

（1）ABO、H、Lewis、I、P1PK 和 GLOB 血型系统抗原是根据糖蛋白

及鞘糖脂上的糖类表位定义的，它们由一组定位于高尔基体上的糖基转移酶合成。由于这些抗原的广泛组织分布，它们也被称为组织－血型抗原。

（2）ABO 血型系统包含四个主要的 ABO 表型：A、B、O 和 AB。这四种表型是遗传获得的 ABO 基因组合的结果，通过红细胞上是否存在 A 和 B 糖基转移酶分别合成的 A 抗原和 B 抗原来确定血型。红细胞的 A 抗原、B 抗原与血清中抗－A、抗－B（或两者均有）是一对对立的关系。

（3）H 抗原在所有红细胞上普遍表达，除了罕见的孟买型（O_h）。孟买型 *FUT*1 和 *FUT*2 基因编码合成 H 抗原的岩藻糖基转移酶。

（4）H 抗原是 A 和 B 抗原的前体，因此红细胞上的 H 抗原的量取决于 ABO 血型。O 型缺乏功能性 ABO 基因，H 抗原在 O 型红细胞高表达；A_1 型和 B 型的 H 抗原分别转化为 A 抗原和 B 抗原，所以 H 抗原非常少。

（5）Lewis 抗原不是由红细胞合成的，而是血浆中可溶性 Lewis 糖脂被动吸附到红细胞膜上的。

（6）随着年龄增加，I 抗原逐渐增多，同时伴随 i 抗原减少。大多数儿童在 2 岁表现为成人 I+表型。

（7）自身抗－I 和自身抗－i 在冷凝集素综合征和混合型自身免疫性溶血性贫血中具有病理学意义。

参考文献

[1] Paulson JC，Colley KJ. Glycosytransferases：structure，localization，and control of cell type－specific glycosylation [J]. J Biol Chem，1989，264（30）：17615－17618.

[2] Hansen SF，Bettler E，Rinnan A，et al. Exploring genomes for glycosyltransferases [J]. Mol Biosyst，2010，6（10）：1773－1781.

[3] Clausen H，Hakomori S. ABH and related histo－blood group antigens；immunochemical differences in carrier isotypes and their distribution [J]. Vox Sang，1989，56（1）：1－20.

[4] Lowe JB，Marth JD. A genetic approach to Mammalian glycan function [J]. Ann Rev Bio chem，2003，72：643－691.

[5] Marionneau S，Cailleau－Thomas A，Rocher J，et al. ABH and Lewis histo blood group antigens，a model for the meaning of oligosaccharide diversity in the face of a changing world [J]. Biochimie，2001，83（7）：565－573.

[6] Anstee DJ. The relationship betwen blood groups and disease [J]. Blood, 2010, 115 (23): 4635−4643.

[7] Storry JR, Olsson ML. The ABO blood group system revisited: a review and update [J]. Immunohematology, 2009, 25 (2): 48−59.

[8] Rydberg L. ABO−incompatibility in solid organ transplantation [J]. Transfus Med, 2001, 11 (4): 325−342.

[9] Sazama K. Reports of 355 transfusion−associated deaths: 1976 through 1985 [J]. Transfusion, 1990, 30 (7): 583−590.

[10] Linden JV, Wagner K, Voytovich AE, et al. Transfusion errors in New York state: an analysis of 10 years'experience [J]. Transfusion, 2000, 40 (10): 1207−1213.

[11] Springer GF. Blood−group and Forsman antigenic determinants shared between microbes and mammalian cells [J]. Prog Allergy, 1971, 15: 9−77.

[12] Daniel−Johnson J, Leitman S, Klein H, et al. Probiotic−associated high−titer anti−B in a group A platelet donor as a cause of severe hemolytic transftusion reactions [J]. Transfusion, 2009, 49 (9): 1845−1849.

[13] Daniels G. Human bloodgroups [M]. 3rd ed. Oxford: Wiley−Blackwell, 2013.

[14] Heny S, Oril R, Samuelsson B. Lewis histo−blood group system and associated secretory phenotypes [J]. Vox Sang, 1995, 69 (3): 166−182.

[15] Clausen H, Levery SB, Nudelman E, et al. Repetitive A epitope (type 3 chain A) defined by blood group A1−specific monoclonal antibody TH−1: chemical basis of qualitative A1 and A2 distinction [J]. Proc Natl Acad Sci USA, 1985, 82 (4): 1199−1203.

[16] Svensson L, Rydberg L, de Mattos LC, et al. Blood group A (1) and A (2) revisited: an immunochemical analysis [J]. Vox Sang, 2009, 96 (1): 56−61.

[17] Cooling L. Polylactosamines, there's more than meets the "Ii": a review of the I system [J]. Immunohematology, 2010, 26 (4): 133−155.

[18] Twu YC, Hsieh CY, Lin M, et al. Phosphorylation status of transcription factor C/EBP alpha determines cell−surface poly−LacNAc branching (I antigen) formation in erythropoiesis and granulopoiesis [J]. Blood, 2010, 115 (12): 2491−2499.

[19] Auf der Maur C, Hodel M, Nydegger UE, et al. Age dependency of ABO histo−blood group antibodies: Reexamination of an old dogma [J]. Transfusion, 1993, 33 (11): 915−918.

[20] 屈柯暄，吕孟兴，金晓红，等. 婴幼儿 ABO 血型 IgM 抗体回顾性分析 [J].

国际检验医学杂志，2016，37（6）：837－838.

［21］Mazda T，Yabe R，NaThalang O，et al. Differences in ABO antibody levels among blood donors：a comparison between past and present Japanese，Laotian，and Thai populations［J］. Immunohematology，2007，23（1）：38－41.

［22］Reid ME，Lomas－Francis C，Olsson ML. The blood group antigen facts book［M］. 3rd ed. London：Academic Press，2012.

［23］Cartron JP. Quantitative and thermodynamic study of weak A erythrocyte phenotypes［J］. Rev Fr Transfus Immunohematol，1976，19（1）：35－54.

［24］Berneman ZN，van Bockstaele DR，Uyttenbroeck WM，et al. Flow－cytometric analysis of erythrocytic blood group A antigen density profile［J］. Vox Sang，1991，61（4）：265－274.

［25］Beck ML，Yates AD，Hardman J，et al. Identification of a subset of group B donorsre－active with monoclonal anti－A reagent［J］. Am J Clin Pathol，1989，92（5）：625－629.

［26］Yazer MH，Olsson ML，Palcic MM. The cis－AB blood group phenotype：fundamental lessons in glycobiology［J］. Transfus Med Rev，2006，20（3）：207－217.

［27］Garratty G，Arndt P，Co A，et al. Fatal hemolytic transfusion reaction resulting from ABO mistyping of a patient with acquired B antigen detectable only by some monoclonal anti－B reagents［J］. Transfusion，1996，36（4）：351－357.

［28］Okubo Y，Seno T，Tanaka M，et al. Conversion of group A red cells by deacetylation to ones that react with monoclonal antibodies specific for the acquired B phenotype［J］. Transfusion，1994，34（5）：456－457.

［29］Issit PD，Anstee DJ. Applied blood group serology［M］. 3rd ed. Miami，FL：Montgomery Scientific Publications，1998.

［30］Obukhova P，Korchagina E，Henry S，et al. Natural anti－A and anti－B of the ABO system：allo－and autoantibodies have different epitope specificity［J］. Transfusion，2012，52（4）：860－869.

［31］Mölne J，Björquist P，Andersson K，et al. Blood group ABO antigen expression in human embryonic stem cells and in diferentiated hepatocyte－and cardiomyocyte－like cell［J］. Transplantation，2008，86（10）：1407－1413.

［32］Larson G，Svensson L，Hynsjo L，et al. Typing for the human Lewis blood group system by quantitative fluorescence－activated flow cytometry：large differences in antigen presentation on erythrocytes betweenA（1），A（2），B，O phenotypes［J］. Vox Sang，1999，77（4）：27－36.

［33］Hosoi E，Hirose M，Hamano S. Expressionlevels of H－type alpha（1，2）－fucosytransferase gene and histo－blood group ABO gene corresponding to hematopoietic cell ifferentiation [J]. Transfusion, 2003, 43 (1): 65−71.

[34] Combs MR. Lewis blood group system review [J]. Immunohematology, 2009, 25 (3): 112−118.

[35] Höglund P, Rosengren − Lindquist R, Wikman AT. A severe haemolytic transfusion reaction caused by anti−Le (a) active at 37 degrees C [J]. Blood Transfus, 2013, 11 (3): 456−459.

[36] Navenot JM, Muler JY, Blanchard D. Expression of blood group i antigen and fetal hemoglobin in paroxysmal nocturnal hemoglobinuria [J]. Transfusion, 1997, 37 (3): 291−297.

[37] Story JR, Castilho L, Chen Q, et al. International Society of Blood Transfusion Working Party on Red Cell Immunogenetics and Terminology: report of the Seoul and London meetings [J]. ISBT Sci Ser, 2016, 11 (2): 118−122.

[38] Westman JS, Benktander J, Storr JR, et al. I dentification of the molecular and genetic basis of PX2, a glycosphingolipid blood group antigen lacking on globoside−deficient eryohrocytes [J]. J Biol Chem, 2015, 290 (30): 18505−18518.

[39] Cooling L, Downs T. Immunohematology [A]. //Henry's clinical diagnosis and management by laboratory methods [M]. 22nd ed. McPherson RA, Pincus MR, eds. Philadelphia: saunder, 2007: 618−668.

[40] Thuresson B, Westman JS, Osson ML. Identification of a novel A4GALT exon reveals the genetic basis of the P1/P2 histo−blood groups [J]. Blood, 2011, 117 (2): 678−687.

[41] Lindstrom K, von dem Borne AE, Breimer ME, et al. Glycosphingolipid expression in spontaneously aborted fetuses and placenta from blood group p women. Evidence for placenta being the primary target for anti−Tja−antibodies [J]. Glycoconj J, 1992, 9 (6): 325−329.

第三章　Rh 血型系统

Rh 血型系统由 2 个基因决定，每个基因编码 1 条多肽，到 2023 年共发现 56 个抗原。Rh 抗原表达背后的基因改变使该系统成为人类 36 个血型系统中最复杂的血型系统之一。对 Rh 血型系统相关的红细胞同种免疫的关注源于 D 抗原，该抗原在所有次要血型抗原中免疫原性最强。Mollison 曾说过："当 D 抗原阴性患者输注大量 D 抗原阳性红细胞（200mL 以上）时，85%的患者在 2～5 个月内可在其血浆中检测到抗-D。" Klein 等（2014）的研究表明，尽管在输血患者中发生抗-D 同种免疫的概率差异很大，但抗-D 同种免疫对有生育能力的 Rh 阴性女性的影响及对 Rh 阳性胎儿的明显危害，使得 D 抗原配型成为输血医学中的常规检测。

Rh 免疫球蛋白（Rh immune globulin，RhIG）预防性治疗是 20 世纪 60 年代中期输血治疗真正取得成功的例子。给予人源的 IgG 抗-D 能有效预防 HDFN。随着 Rh 免疫球蛋白（RhIG）的使用，抗-D 同种免疫在孕妇中的发生率下降到活产数的 1/4000。

第一节　历史背景及命名

一、历史背景

人们发现 Rh 血型系统是从 D 抗原开始的，1939 年，Levine 和 Stetson

发现1名孕妇的血清能凝集80%的ABO相容的样本，他们认为血清中出现的抗体与“胎儿代谢产物”和输注其丈夫血液后发生的输血不良反应相关。1940年，Landsteiner和Wiener用恒河猴的红细胞免疫豚鼠和家兔后得到的抗血清能凝集85%白种人ABO血型相容标本，他们将红细胞分为“阴性”和“阳性”，取恒河猴英文字母“Rh”进行命名。

“Rh阳性”“Rh阴性”是指红细胞上D抗原的状态。D抗原和ABO抗原是输血时需匹配的主要抗原。与D抗原一样，4个Rh抗原（对偶抗原C/c及E/e，由Fisher依照字母表顺序，使用未在血型系统命名中采用过的字母命名）是大部分具有临床意义的Rh抗体产生的原因。

Rh蛋白与大多数膜蛋白不同，既无糖基化，也无磷酸化。通过免疫沉淀反应和十二烷基硫酸钠－聚丙烯酰胺凝胶电泳发现，Rh蛋白的分子量为30～32kDa。在20世纪80年代后期完成了对Rh蛋白N端氨基酸的测序。这些发现导致1990年克隆出*RHCE*基因及1992年克隆出*RHD*基因。4种不同的*RHCE*等位基因的遗传基础于1994年被确定。

二、命名

早期Rh命名法反映了关于编码D、C/c、E/e抗原基因数目的不同意见。Fisher和Race提出的CDE命名法（又称Fisher－Race命名法）的前提是3个紧密连锁基因C/c、E/e和D负责编码抗原。然而，Wiener命名法（Rh－Hr命名法）认为是单一基因编码几个血型抗原。Tippett却提出Rh血型系统是由2个基因编码。

Fisher－Race CDE命名法更常用于书面交流，但是Wiener命名法仅使用1个术语，即单倍型，就能够对存在于一条染色体上的Rh抗原进行明确命名。在改良Wiener命名法中，“R”表示D存在，C/c和E/e抗原用数字或字母表示：R1表示DCe，R2表示DcE，R0表示Dce，Rz表示DCE。小写字母“r”表示缺乏D的单倍型，C/c和E/e抗原用符号表示：r′表示Ce，r″表示cE，r^y表示CE（表3－1）。

表 3-1　主要 Rh 单倍体型的频率

	Fisher-Race 命名法	Wiener 命名法	亚洲人群频率
Rh 阳性	DCe	R1	70%
	DcE	R2	21%
	Dce	R0	3%
	DCE	Rz	1%
Rh 阴性	ce	r	3%
	Ce	r'	2%
	cE	r''	<0.01%
	CE	r^y	<0.01%

国际输血协会红细胞免疫遗传性和血型命名工作小组采用 6 位数来表示红细胞抗原。前 3 位数表示血型系统，后 3 位数表示抗原特异性；Rh 血型系统的编号为 004。截至 2023 年，Rh 血型系统已记录的抗原有 63 个，有 7 个已被弃用。2008 年，ISBT 委员会认可 Rh 相关糖蛋白（Rh-associated glycoprotein，RHAG）抗原作为第 30 个血型系统。

第二节　Rh 抗原

有生产许可的试剂可用于检测 Rh 主要抗原 D、C、c、E 和 e 的表达（表 3-2）。献血者和患者 Rh 血型鉴定通常检测 D 抗原，C、c、E、e 抗原检测主要用于抗体鉴定，或为需要长期接受输血的患者［如镰状细胞疾病（sickle cell disease，SCD）患者和地中海贫血患者］提供抗原匹配的血液，使发生同种免疫的风险降到最低。

表 3-2　Rh 血型系统 5 种主要抗原血清表型检测结果

抗-D	抗-C	抗-c	抗-E	抗-e	对照	结果
+	+	-	-	+	-	CCDee
+	+	-	+	-	-	CCDEE
+	+	-	+	+	-	CCDEe

续表3－2

抗－D	抗－C	抗－c	抗－E	抗－e	对照	结果
+	+	+	−	+	−	CcDee
+	+	+	+	−	−	CcDEE
+	+	+	+	+	−	CcDEe
+	−	+	−	+	−	ccDee
+	−	+	+	−	−	ccDEE
+	−	+	+	+	−	ccDEe

一、D 抗原

D 抗原由许多抗原表位组成（被称为“epD”），这些抗原表位最初由 D 抗原阳性者产生的抗－D 来确定。随后的单克隆抗体研究确定了 30 多种 D 抗原表位，命名为 epD1～epD9，每个 D 抗原表位又进一步分类（如 epD6.1）。D 抗原表位具有高度构象性，不只是由简单的线性氨基酸残基组成。使用单克隆抗体将 D 变异型分类到特定的某种类型可能并不可靠。

（一）Rh（D）阳性表型

大多数 D 阳性表型个体红细胞表达常见的 RhD 蛋白。然而，已有报道超过 500 种 *RHD* 等位基因编码的蛋白质存在氨基酸的改变。这些等位基因可以造成许多 D 抗原表达的变异，在临床输血中可能遇到不同形式的 D 变异型红细胞。D 变异型常被分成 4 种：弱 D 型、部分 D 型、D_{el} 型和非功能性 *RHD*。

（1）弱 D 型：传统上，弱 D 型（以前被称为 D^{u} 型）定义为红细胞上 D 抗原量减少，需要用间接抗人球蛋白试验（indirect antiglobulin test，IAT）才能检测出红细胞上的 D 抗原。然而，鉴定为“弱 D”的标本的多少取决于所用试剂的种类和方法。近年来检测试剂和方法都在不断改进。Wagner 和 Flegel 提出了 1 个对 D 变异型进行分类的系统，该系统以核苷酸替换为分类基础。弱 D 表型由单核苷酸多态性（SNP）造成，SNP 编码的氨基酸变化位于 RhD 蛋白的细胞内或跨膜区域，而不是在细胞外区域。通常，细胞内氨基酸的变化会影响多肽嵌入到细胞膜中，因此，氨基酸的变化导致红细胞上 D 抗原位点数目的减少。

（2）部分 D 型：以往“category D”用单克隆抗体来评估 D 抗原表位的表达，再进行分类。category D 的个体可以作为 D 阳性，但当它暴露于常见的 D 抗原时可以产生抗−D。“category D”这个说法目前已经不再使用，因为这些表型已被归类为部分 D 型。大多数部分 D 型是由部分 *RHD* 被相应的 *RHCE* 序列取代后形成的杂合基因导致的。RhD 和 RhCE 结合区域产生的新的杂合蛋白序列可导致 D 抗原表位的缺失及产生新的抗原。例如，DVI 红细胞携带了 BARC 抗原。也有一些部分 D 型由多核苷酸改变所致。一些部分 D 型可直接检测出来，其他仅通过 IAT 才能检测出来。与弱 D 型相反，部分 D 型的改变可能位于细胞膜外，也可以位于细胞内，但均改变了细胞外的抗原表位。

（3）D_{el} 型：红细胞表达的 D 抗原水平极低，且不能通过常规血清学方法（包括 IAT）检测出来，这种红细胞被命名为 D_{el} 型或 D 放散型。D_{el} 型红细胞上的 D 抗原仅可通过吸收和放散检出。亚洲 D 阴性人群有 10%～30% 为 D_{el} 型。D_{el} 型是由数个不同的 *RHD* 突变导致的。欧洲人群中 D_{el} 型更少见（0.027%），并且其携带的核苷酸替换也与亚洲人群不同。

（4）非功能性 *RHD*：不能编码 1 条完整长度多肽的 *RHD* 基因，被认为是非功能性的，ISBT 将其等位基因命名为 *RHD* 01 N*（“N”表示“null”），以表明这类基因不表达蛋白。

（二）Rh（D）阴性表型

D 阴性表型在亚洲人中较罕见（<0.1%）。在各个种族中均已证明 D 阴性表型是由于多种非功能性等位基因的存在导致了 D 抗原缺乏。亚洲人中的 D 阴性表型是 *RHD* 发生突变的结果，该突变与 Ce（r′）单倍型最为相关，10%～30%的 D 阴性亚洲人实际上是 D_{el} 型。

二、D 抗原检测

20 世纪 80 年代引入的单克隆抗体技术使生产抗−D 试剂不再依赖于人源性材料。单克隆抗体对单个 D 抗原表位具有特异性，但是并不能检测出所有 D 抗原阳性的红细胞。到 20 世纪 90 年代，单克隆抗体以“混合”的方式使用，以避免表达 DⅥ变异型的患儿或输血患儿被认为是 D 抗原阳性。

DⅥ变异型可以产生抗-D抗体并造成明显的HDFN，所以D抗原表型分型试剂的正确选择可有效避免抗-D抗体引起的溶血。IgM单克隆抗-D抗体立即离心（immediate spin，IS）无法与部分DⅥ型红细胞发生反应。这种抗体与单克隆或多克隆IgG抗体混合，通过抗球蛋白试验（anti-globulin test，IAT）可以检测D抗原。用这种方法，仅进行IS检测可以避免在输血中将部分DⅥ型作为D阳性。

随着抗体的不断发展，各个制造商生产的“混合”抗-D试剂使用的单克隆抗-D也不尽相同。大多数国家食品药品监督管理局（Food and Drug Administration，FDA）批准的抗-D试剂含有单克隆IgM和单克隆或多克隆IgG，单克隆IgM导致红细胞在室温就可以发生直接凝集，而单克隆或多克隆IgG通过IAT可以检测弱D型。用于微柱凝胶法的抗-D试剂仅含有一种单克隆IgM。多数国家的FDA批准的试剂包含独特的IgM克隆抗体，对具有弱D、部分D或类D抗原表位（包括DHAR和Crawford）的红细胞其反应性会存在不同。

（一）献血者的D分型

献血者D分型的目的是防止受血者产生抗-D免疫，需对弱D型或部分D型进行鉴定。因此，美国血库协会（AABB）发布的《血库和输血服务机构标准》要求使用能检测出弱D型表达的方法检测献血者血液，没有要求用IAT进行D分型或通过自动化系统使用酶来增强弱D型的检测。如果检测结果为阳性，血液标记为“RhD抗原阳性”。大多数弱D型或部分D型抗原的血液可被检测出，偶尔一些D抗原表达非常弱的红细胞或不常见的部分D型无法检出，D_{el}红细胞不与抗-D发生反应。弱D抗原红细胞比正常D阳性红细胞的免疫原性低，但即便是D_{el}献血者的血液也可以刺激一些D阴性受血者产生抗-D。一旦血液运送到相关机构，被标记为RhD抗原阴性的血液在输注前必须对供血者血液进行Rh血型复核（不要求用IAT检测）。标记为RhD抗原阳性的血液不要求做Rh血型复核。

（二）患者的D分型

当患者的D分型已经确定时，没有必要检测弱D型，除非是评估新生儿红细胞以确定母亲的D抗原免疫风险。目前，单克隆IgM试剂可通过立即离心将许多标本定型为D阳性，这些D阳性结果在以前仅能够通过IAT检出。

在欧洲人中最常见的部分 D 型是 DⅥ，DⅥ 型的女性产生的抗－D 会导致致命的溶血性疾病。目前多个国家 FDA 批准的单克隆 IgM 试剂在直接检测时能选择性地不与 0DⅥ 型红细胞发生反应。因此，对女童及有生育要求的女性的红细胞只进行直接检测，在输血或使用 RhIG 预防性治疗时将 DⅥ 型定为 D 阴性，从而降低致敏风险。然而，在胎母输血综合征的检测中，必须仔细评估玫瑰花环试验的阳性结果；母亲弱 D 型仅在 IAT 时才发生反应，其玫瑰花环试验可能出现假阳性结果

（三）D 定型不符

D 定型出现不符时应进行调查并解决。对需要立即输血的女性患儿，输注 D 阴性血是 1 种最佳的选择，但应该进行完整的记录和血清学检测。也可用 RhD 基因分型来解决 D 定型困难（见“临床注意事项”）。

由于血液中心检测弱 D，而一般医院不检测，可以将 D 抗原弱表达的献血者定型为 D 阳性，但该献血者作为受血者时应当作 D 抗原阴性处理。这种差异并不是问题，而是要与患者及医务人员沟通并记录到患者的医疗记录中。

（四）临床注意事项

长期以来，弱 D 型受血者都是输注 D 阳性红细胞，表明一些弱 D 表型个体不太可能产生抗－D。在 2015 年，1 个工作组评估了红细胞弱 D 表型个体产生抗－D 同种免疫的科学文献，并得出结论：弱 D1、2 和 3 型在妊娠期可安全地作为 D 阳性。其他弱 D 型如弱 D11 和 15 型已被报道可以产生抗－D，其他弱 D 型产生同种抗－D 风险的信息则尚未可知。

遗憾的是，获批的抗－D 试剂不能区分部分 D 型和正常表达 D 抗原的个体。许多部分 D 型红细胞，例如 DⅢa 或 DAR 这 2 种非洲人群中最常见的 2 种部分 D 型，在 IS 检测时被当作 D 强阳性，不行 RhD 基因分型时，这 2 种部分 D 型仅在患者产生抗－D 后才被发现。

关于 D 分型及选择血液成分的策略应当基于患者人群、D 抗原免疫的风险及 D 阴性血的供应综合考虑。这些策略应涉及遇到意外的 D 表型时的解决方案。预防有生育可能的患儿产生抗－D 免疫对避免产生 HDFN 至关重要。至于其他患者，抗－D 的并发症没有那么严重，决定输 D 阳性或 D 阴性血应考虑 D 阴性血的供应。

如前所述，不是所有的 D 阴性患者暴露于 D 阳性红细胞时都会产生

抗-D。D阴性住院患者输注D阳性血液成分的概率是变化的，约为30%。输血科有解决D阳性红细胞输给D阴性患者及使用RhIG的策略，RhIG也是一种血液制品，不是完全没有风险。

第三节 Rh抗体

大多数Rh抗体是IgG，但可能也有IgM。虽然有少数案例报告，但通常Rh抗体不激活补体。因此，在涉及Rh抗体的输血反应中，溶血发生在血管外而不是血管内。

Rh抗体能引起HDFN。抗-c可能导致严重的HDFN。抗-C、抗-E和抗-e通常不会导致HDFN，即使引起HDFN，通常为轻度。对于抗体鉴定，酶处理红细胞可增强Rh抗体反应性，大多数Rh抗体的最适反应温度为37℃。

一、复合Rh抗体

一些Rh抗体通常是共存的。例如，1个有抗-E的DCe/DCe（R1R1）表型患者其c抗原也经常为阳性。除抗-E外，抗-c也可能存在，但抗-c可能较弱且在检测时无法检测到。当输注了E抗原相容的血液（E抗原阴性血液）时，该血液很有可能是c抗原阳性且可能引起急性或迟发性输血反应。因此，在这种情况下，一些专家主张避免输注c抗原阳性血液。相反，在含有抗-c的血清中检测抗-E是不必要的，因为患者可能只暴露于c抗原而没有暴露于E抗原。此外，绝大多数的c抗原阴性献血者的血液，E抗原也为阴性。

二、高频Rh抗原的同种抗体

高频Rh抗原的同种抗体包括由缺乏Rh抗原的Rh_{null}型个体产生的抗-

Rh29 及常见于长期输血 SCD 患者中的抗体（抗－hr^s、抗－hr^B、抗 Hr^B 和抗 Hr）。

三、HDFN 中 Rh 抗原检测的注意事项

发生 HDFN 婴儿的红细胞上包被着免疫球蛋白，通常需要用低蛋白试剂来检测这些细胞。有时，直接抗人球蛋白试验（DAT）强阳性红细胞由于包被免疫球蛋白过多，以至于红细胞不与具有良好特异性的检测试剂发生凝集反应。这种“遮断”现象可能是由“空间位阻”或单克隆抗血清靶向的抗原表位被母亲的抗－D 占据所引起，导致假阴性结果。在 45℃下进行抗体的热放散后可进行红细胞分型，但放散时必须有适当的质控对照以避免抗原变性。检测放散液中的抗体可证实红细胞上存在抗原，且 *RHD* 基因分型可以用于确认 D 抗原的类型。

【小结】

（1）Rh 血型系统具有高度免疫原性、复杂性及多态性。已发现的 Rh 抗原超过 50 种，其中 5 个主要的抗原（D、C、c、E 和 e）是具有临床意义的抗体产生的主要原因。

（2）“Rh 阳性”“Rh 阴性”分别指 Rh（D）阳性、Rh（D）阴性。

（3）大多数 D 阴性表型是 *RHD* 基因完全缺失的结果。D 阴性个体暴露于 D 阳性可以导致抗－D 产生。

（4）弱 D 型定义为存在 D 抗原的大量减少但 IAT 可检测到。弱 D 型是由氨基酸改变所致，氨基酸的改变使嵌入细胞膜的抗原减少。许多不同的突变会造成 D 抗原的弱表达。

（5）大多数 Rh 抗体是 IgG，然而也可能含有 IgM。Rh 抗体不激活补体，且很少有例外，因此，其主要造成血管外溶血而不是血管内溶血。Rh 抗体通常是通过妊娠或输血导致红细胞免疫产生的。

参考文献

［1］ Klein HG，Anstee DJ. The Rh blood group system（including LW and RHAG）［A］. //Mollison's blood transfusion in clinical medicine［M］. 12th ed. Hoboken，NJ：Wiley－Blackwell，2014：167－213.

［2］ Selleng K，Jenichen G，Denker K，et al. Emergency transfusion of patients with unknown blood type with blood group O Rhesus D positive red blood cell concentrates：a prospective，single－centre，observational study［J］. Lancet Haematol，2017，4（5）：e218－e224.

［3］ Mollison PL，Hughes－Jones NC，Lindsay M，et al. Suppression of primary RH immunization by passively－administered antibody. Experiments in volunteers［J］. Vox Sang，1969，16（4）：421－439.

［4］ Freda V，Gorman J，Pollack W. Rh factor：prevention of isoimmunization and clinical trials in mothers［J］. Science，1966，151：828－830.

［5］ Zwingerman R，Jain V，Hannon J，et al. Alloimmune red blood cell antibodies：prevalence and pathogenicity in a Canadian prenatal population［J］. J Obstet Gynaecol Can，2015，37（9）：784－790.

［6］ Levine P，Stetson RE. An unusual case of intra－group agglutination［J］. JAMA，1939，113：126－127.

［7］ Rosenfield R. Who discovered Rh? A personal glimpse of the Levine－Wiener argument［J］. Transfusion，1989，29（10）：355－357.

［8］ Green FA. Phospholipid requirement for Rh antigenic activity［J］. J Biol Chem，1968，243（20）：5519.

［9］ Gahmberg CG. Molecular characterization of the human red cell Rho（D）antigen［J］. EMBOJ，1983，2（2）：223－227.

［10］ Bloy C，Blanchard D，Lambin P，et al. Human monoclonal antibody against Rh（D）antigen：partal characterization of the Rh（D）polypeptide from human erythrocytes［J］. Blood，1987，69（5）：1491－1497.

［11］ Moore S，Woodrow CF，Mclland D. Isolation of membrane components associated with human red cell antigens Rh（D），（c），（E）and Fy［J］. Nature，1982，295（5849）：529－531.

［12］ Saboor AM，Smith BL，Agre P. Polymorphism in the Mr 32，000 Rh protein purified from Rh（D）－positive and－negative erythrocytes［J］. Proc Natl Acad Sci USA，1988，85（11）：4042－4045.

[13] Cheri－Zahar B，Bloy C，Le Van Kim C，et al. Molecular cloning and protein structure of a human blood group Rh polypeptide [J]. Proc Natl Acad Sci USA，1990，87 (16)：6243－6247.

[14] Le Van Kim C，Mouro I，Cherif－Zahar B，et al. Molecular cloning and primary structure of the human blood group RhD polypeptide [J]. Proc Natl Acad Sci USA，1992，89 (22)：10925－10929.

[15] Arce MA，Thompson ES，Wagner S，et al. Molecular cloning of RhD cDNA derived from a gene present in RhD－positive，but not RhD－negative individuals [J]. Blood，1993，82 (2)：651－655.

[16] Simsek S，de Jong CAM，Cuijpers HTM，et al. Sequence analysis of cDNA derived from reticulocyte mRNAs coding for Rh polypeptides and demonstration of E/e and C/c polymorphism [J]. Vox Sang，1994，67 (2)：203－209.

[17] Tippett P. A speculative model for the Rh blood groups [J]. Ann Hum Genet，1986，50 (Pt3)：241－247.

[18] Scot ML，Voak D，Liu W，et al. Epitopes on Rh proteins [J]. Vox Sang，2000，78 (Suppl 2)：17－20.

[19] Denomme GA，Dake LR，Vilensky D，et al. Rh discrepancies caused by variable reactivity of partial and weak D types with different serologic techniques [J]. Transfusion，2008，48 (3)：473－478.

[20] Ye L，Wang P，Gao H，et al. Partial D phenotypes and genotypes in the Chinese population [J]. Transfusion，2012，52 (2)：241－246.

[21] Wagner FF，Gassner C，Müller TH，et al. Molecular basis of weak D phenotypes [J]. Blood，1999，93 (1)：385－393.

[22] Shao CP，Maas JH，Su YQ，et al. Molecular background of Rh D－positive，D－negative，D (el) and weak D phenotypes in Chinese [J]. Vox Sang，2002，83 (2)：156－161.

[23] Lacey PA，Caskey CR，Werner DJ，et al. Fatal hemolytic disease of a newborn due to anti－D in an Rh－positive Du variant mother [J]. Transfusion，1983，23 (2)：91－94.

[24] Flegel WA，Denomme GA. Allo－and autoanti－D in weak D types and in partial D [J]. Transfusion，2012，52 (9)：2067－2069.

[25] Wagner FF，Frohmajer A，Ladewig B，et al. Weak D alleles express distinct phenotypes [J]. Blood，2000，95 (8)：2699－2708.

[26] Race RR，Sanger R. Blood groups in man [M]. 6th ed. Oxford：Blackwell，1975.

[27] Flegel WA. Homing in on D antigen immuno－genicity [J]. Transfusion，

2005，45（4）：466－468.

［28］Selleng K，Jenichen G，Denker K，et al. Emer－gency transfusion of patients with unknown blood type with blood group O Rhesus D posi－tive red blood cell concentrates：A prospective，single－centre，observational study［J］. Lancet Haematol，2017，4（5）：e218－e224.

［29］Voley PW. Standards for blood banks and transfusion services［M］. 30th ed. Bethesda，MD：AABB，2016.

［30］Wagner T，Kormoczi GF，Buchta C，et al. Anti－D immunization by D_{el} red blood cells［J］. Transfusion，2005，45：520－526.

［31］Yasuda H，Ohto H，Sakuma S，Ishikawa Y. Sec－ondary anti－D immunization by D_{el}，red blood cells［J］. Transfusion，2005，45（4）：1581－1584.

［32］Mota M，Fonseca NI，Rodrigues A，et al. Anti－D alloimmunization by weak D type 1 red blood cells with a very low antigen density［J］. Vox Sang，2005，88（2）：130－135.

［33］Flegel WA，Denomme GA，Yazer MH. On the complexity of D antigen typing：A handy deci－sion tree in the age of molecular blood group diagnostics［J］. J Obstet Gynaecol Can，2007，29（9）：746－752.

［34］Sandler SG，Flegel WA，Westhoff CM，et al. It′s time to phase in RHD genotyping for patients with a serologic weak D phenotype. College of American Pathologists Transfusion Medicine Resource Committee Work Group［J］. Transfusion，2015，55（3）：680－689.

［35］Kacker S，Vassallo R，Keller MA，et al，Financial mplications of RHD genotyping of pregnant women with a serologic weak D phenotype［J］. Transfusion，2015，55（9）：2095－2103.

［36］Schonewille H，van de Watering LM，Brand A. Additional red blood cell alloantibodies after blood transfusions in a nonhematologic allo－immunized patient cohort：Is it time to take precautionary measures?［J］Transfusion，2006，46（4）：630－635.

［37］Frohn C，Dumbgen L，Brand J－M，et al. Probability of anti－D development in D－patients receiving D+RBCs［J］. Transfusion 2003，43（7）：893－898.

第四章　其他血型系统和抗原

ISBT 目前定义了 352 个特异性抗原，其中有 314 个归属于 36 个血型系统，每个血型系统有单个基因或 2 个、3 个紧密连锁的同源基因。ABO 和 Rh 血型系统是最为人所知、最具临床意义的血型系统。H、Lewis、I、和 P1PK 血型系统抗原是糖类结构，在生物化学上与 ABO 血型系统抗原密切相关。

输血医学中关于血型抗原研究最重要的方面是探究其相应的抗体能否引起溶血性输血反应（hemolytic transfusion reaction，HTR）和 HDFN。常见具有临床意义的血型抗原相关抗体见表 4－1。

表 4－1　常见具有临床意义的血型抗原相关抗体

血型系统名称	抗原数量	与溶血性输血反应（HTR）、急性溶血性输血反应（AHTR）或迟发性溶血性输血反应（DHTR）的关系	与 HDFN 的关系
ABO	4	ABO 血型不相容时可引起 HTR、AHTR 和 DHTR	母婴血型不合导致严重 HDFN
MNS	49	在 37℃有活性并导致 AHTR 和 DHTR 的抗－M 和抗－N 案例罕见；抗－S、抗－s、抗－U 和其他抗体可能会导致 AHTR 和 DHTR	抗－S、抗－s、抗－U 和其他抗体引起严重的 HDFN；抗－M 很少导致严重的 HDFN
Rh	54	Rh 抗体可引起严重的 AHTR 和 DHTR	抗－D 可以导致严重的 HDFN
Kell	36	Kell 抗体能引起严重的 AHTR 和 DHTR	抗－K 可以导致严重的 HDFN

续表4－1

Duffy	5	抗－Fy^a、抗－Fy^b和抗－Fy^3导致 AHTR 和 DHTR；抗－Fy^5引起 DHTR	抗－Fy^a和抗－Fy^b导致 HDFN
Kidd	3	抗－Jk^a是 DHTR 的常见原因；抗－Jk^a和抗－Jk^3引起 AHTR	抗－Jk^a通常不会导致 HDFN

第一节　MNS 血型系统

MNS 血型系统是由 49 种抗原组成的高度复杂的血型系统。与 Rh 血型系统一样，其复杂性主要源于紧密连锁同源基因间的基因重组。

一、抗－M、抗－N、抗－S、抗－s 和抗－U 及其临床意义

抗－M 是相对常见的抗体，而抗－N 非常罕见。大多数抗－M 和抗－N 在 37℃以下没有活性，临床意义不大，在临床输血中通常不考虑这两种抗体的影响。如果相容性检测和抗体筛查试验中不进行室温温育，则检测不到这些抗体。针对抗－M 或抗－N 在 37℃有活性的受血者，应输注抗原阴性或 IAT 相容的红细胞。抗－M 和抗－N 极少引起 AHTR 和 DHTR，抗－M 引起严重的 HDFN 也非常罕见。有报道发现了由自身抗－N引起的温抗体型自身免疫性溶血性贫血（autoimmune hemolytic anemia，AIHA），其中 1 例死亡，但自身抗－M 导致温抗体型 AIHA 尚无报道。

抗－S 和抗－s 通常是在 37℃以下有活性的 IgG 抗体。它们参与 HTR 过程并且引起严重致命的 HDFN。自身抗－S 也可引起 AIHA。SsU 型红细胞的个体免疫后可产生抗－U。抗－U 可以引起严重致命的 HTR 和 HDFN。自身抗－U 也与 AIHA 有关。

二、其他 MNS 抗原和抗体

Mur 抗原在欧洲人和非洲人中罕见，但约 7%的中国人、10%的泰国人表达 Mur 抗原。抗－Mur 可以导致严重的 HTR 和 HDFN。在中国香港和中国台湾，抗－Mur 是除抗－A 和抗－B 之外最常见的血型抗体。在东南亚，用于抗体检测的试剂红细胞应包含 Mur 阳性红细胞，这对于检测抗－Mur 非常重要。

第二节　Kell 血型系统

通常被称为“Kell”的这种抗原正确命名应为“K”或“KEL1”，是 Kell 血型系统的原始抗原，也是 1946 年发现抗人球蛋白试验后被鉴定的第 1 个血型抗原，3 年后发现其对偶抗原 K 或 KEL2。目前，Kell 血型系统由从编号 KEL1 到 KEL39 的 36 个抗原组成，其中 3 个抗原已被剔除。

Kell 抗体常为 IgG 抗体，主要是 IgG_1。Kell 抗体具有临床意义，可以引起严重的 HDFN 和 HTR，Kell 抗体阳性的患者应尽可能输入相应抗原阴性血液。

抗－K 是 ABO 和 Rh 血型系统外最常见的红细胞免疫抗体，非 Rh 血型系统红细胞免疫抗体中有 1/3 是抗－K。虽然个别抗－K 阳性标本能直接凝集红细胞，但仍常采用抗人球蛋白试验检测抗－K。大多数抗－K 似乎是通过输血产生的。由于抗－K 可以引起严重的 HDFN，在一些国家，通常仅给未婚女性及有生育需求的已婚女性输注 K 抗原阴性红细胞。抗－K、抗－k、抗－Kp^a、抗－Kp^b、抗－Js^a、抗－Js^b、抗－Ku、抗－$U1^a$、抗－K11、抗－K19、抗－K22 和 KEAL 均有引起严重 HDFN 的报道，并且其中许多会引起 AHTR 或 DHTR。

抗－K 导致 HDFN 的发病机制与抗－D 不同，与程度类似的抗－D HDFN 相比，抗－K HDFN 的羊水胆红素浓度更低。抗－K 导致的出生后贫血患儿的高胆红素血症不显著，发生网织红细胞增多症和骨髓红细胞增多症的概率也较抗－D更低。这些现象表明抗－K HDFN与较低程度的溶血相关，并且抗－K HDFN中的胎儿贫血主要是红细胞生成抑制所致。与Rh抗原相比，Kell糖蛋白出现于红细胞生成更早阶段的红系祖细胞。因此在红细胞产生血红蛋白之前，抗－K可能促进了胎儿肝巨噬细胞吞噬发育早期的K抗原阳性红系祖细胞。

第三节　Duffy血型系统

Duffy血型系统由5个抗原组成（Fy^a、Fy^b、Fy^3、Fy^5 和 Fy^6），位于糖蛋白非典型趋化因子受体1（atypical chemokine receptor 1，ACKR1）。*ACKR*1基因由2个外显子组成，外显子1编码Duffy糖蛋白的前7个氨基酸。*ACKR*1位于染色体1q21～q22上。

抗－Fy^a是相对常见的抗体，抗－Fy^b的出现率则为抗－Fy^a的1/20左右。多数抗体为IgG_1，天然抗体罕见。抗－Fy^a和抗－Fy^b可能引发AHTR或DHTR，虽然一般症状较轻，但也有严重威胁生命的报道，同时还导致轻至重度HDFN。抗－Fy^3 导致AHTR和DHTR，抗－Fy^5 导致DHTR。

第四节　Kidd血型系统

Kidd血型系统由3种抗原组成，位于1个具有10个跨膜结构域的糖蛋白上，糖蛋白的N端和C端位于细胞内，并含有1个细胞外N－糖基化位点。Kidd基因位于染色体18q11～q12上，由11个外显子组成，其中外显子4至11编码成熟的蛋白质。

Kidd抗体及其临床意义如下：

抗－Jk^a和抗－Jk^b多数为IgG_1 和 IgG_3，但也有部分是IgG_2、IgG_4 或IgM。约50％的抗－Jk^a和抗－Jk^b结合补体，通常与多种抗体同时存在。

Kidd抗体很难检出。部分Kidd抗体能够直接凝集Kidd抗原阳性的细胞，但是反应常很弱。一般情况下，需要抗人球蛋白试验检出，更弱的抗体可能需要使用酶处理红细胞。

Kidd 抗体可造成严重的 AHTR，也是导致 DHTR 的常见原因，可能是由于血浆 Kidd 抗体含量很低或低于检测下限，以致输血前检查中常漏检该抗体。抗－Jk^3 也能导致 AHTR 或 DHTR。尽管 Kidd 抗体可致溶血，但很少引起严重的 HDFN。Kidd 抗体与急性肾移植排斥反应有关，提示 Kidd 抗原可以作为组织相容性抗原。

【小结】

（1）在已识别的 352 个血型抗原中，有 314 个归属于 36 个血型系统中，其由单个基因或 2 个、3 个紧密连锁的同源基因编码。

（2）抗－M 相对常见，抗－N 相当罕见。大部分抗－M 和抗－N 并没有临床意义。当遇到抗－M 或抗－N 在 37℃有活性时，应输注抗原阴性或相合的红细胞。抗－S、抗－s 和抗－U 通常为在 37℃有活性的 IgG，与 HTR 和严重致命的 HDFN 有关。

（3）我们通常说的“Kell”并非抗原名称，而是血型系统名称。Kell 血型系统最主要的抗原是“K”或“KEL1”，其对偶抗原为 K 或者 KEL2。

（4）由于 Kell 抗体可以引起严重的 HDFN 和 HTR，体内存在 Kell 抗体的患者应尽可能输注抗原阴性血液。抗－K 是除 ABO 和 Rh 血型系统以外最常见的红细胞免疫抗体。

（5）抗－Fy^a（常见）和抗－Fy^b（少见）通常可由 IAT 检出，可能会导致 AHTR 或 DHTR，通常是轻微的，但也曾发生致死情况。

（6）抗－Jk^a和抗－Jk^b并不常见，通常出现在混合抗体之中，且很难检测到。Kidd 抗体可能导致严重的 HTR，是 DHTR 的 1 个常见原因。

参考文献

[1] Daniels GL，Fletcher A，Garratty G，et al. Blood group terminology 2004：from the International Society of Blood Transfusion Committee on Terminology for Red Cell Surface Antigens [J]. Vox Sang，2004，87（4）：304－316.

[2] Storry JR, Castilho L, Chen Q, et al. International Society of Blood Transfusion Working Party on Red Cell Immunogenetics and Terminology: report of the Seoul and London meetings [J]. ISBT Sci Ser, 2016, 11 (2): 118-122.

[3] Wikman A, Edner A, Gryfelt G, et al. Fetal hemolytic anemia and intrauterine death caused by anti-mimmunization [J]. Transfusion, 2007, 47 (5): 911-917.

[4] Heathcote D, Carll TE, Flower RL. Sixty years of antibodies to MNS system hybrid gly-cophorins: what have we learned? [J]. Transfus Med Rev, 2011, 25 (2): 111-124.

[5] Westhoff CM, Reid ME. Review: the Kell, Duffy, and Kidd blood group systems [J]. Immunohematology, 2004, 20 (1): 37-49.

[6] Daniels G, Hadley A, Green CA. Causes of fetal anemia in hemolytic disease due to anti-K [J]. Transfusion, 2003, 43 (1): 115-116.

[7] Azouzi S, Colec E, Mohandas N, et al. The human Kell blood group binds the erythroid 4.1R protein: new insights into the 4.1R-dependent red cell membrane complex [J]. Br J Haematol, 2015, 171 (5): 862-871.

[8] Holt S, Donaldson H, Hazlehurst G, et al. Acute transplant rejection induced by blood transfusion reaction to the Kidd blood group system [J]. Nephrol Dial Transplant, 2004, 19 (9): 2403-2406.

第二部分　儿童常用血液成分质量控制

第五章　儿童常用血液成分质量控制项目和要求

儿童常用血液成分包括全血、去白细胞全血、浓缩红细胞、去白细胞浓缩红细胞、悬浮红细胞、去白细胞悬浮红细胞、洗涤红细胞、冰冻解冻去甘油红细胞、新鲜冰冻血浆、病毒灭活新鲜冰冻血浆、冰冻血浆、病毒灭活冰冻血浆、单采新鲜冰冻血浆、单采血小板、去白细胞单采血小板、浓缩血小板、冷沉淀凝血因子、单采粒细胞。

本章节参照《全血及成分血质量要求》（GB 18469—2012）编写，使用术语如下：

（1）保养液（preservative solution）：以抗凝剂、葡萄糖等为主要成分的用于防止血液凝固、维持血液内各种组分活性和生理功能的一类药剂。

（2）血液制剂（blood product）：将一定量符合要求的献血者的血液或血液成分与一定量的保养液混合在一起形成的均一制品。

（3）添加液（additive solution）：对某一种血液制剂进行再加工时，针对某一种血液成分而加入的能保持和（或）营养该血液成分生物活性，维持其生理功能的一类药剂。

（4）成分血（blood components）：在一定的条件下，采用特定的方法将全血中一种或多种血液成分分离出而制成的血液制剂与单采成分血的统称。

（5）红细胞成分血（red blood cells components）：以全血内红细胞为主要组分的一类成分血。

（6）单采成分血（apheresis components）：使用血细胞分离机将符合要求的献血者血液中一种或几种血液成分采集出而制成的一类成分血。

（7）标示量（labeled volume）：在血液制剂的标签上表明该血液制剂容

量的方式，以毫升为单位，标示量根据当地实际情况自行制定。

（8）速冻（freezing）：血浆制品经过快速冷冻在1小时内使血浆核心温度降低到－30℃以下。

血液安全性检测的具体方法和要求按照国家相关规定执行。

第一节　全血质量控制项目及要求

全血是采用特定的方法将符合要求的献血者体内一定量外周静脉血采集至塑料血袋内，与一定量的保养液混合而成的血液制剂。全血质量控制项目及要求见表5－1。

表5－1　全血质量控制项目及要求

质量控制项目	要求			
外观	肉眼观察应无色泽异常、溶血、凝块、气泡及重度乳糜等情况；血袋完好，并保留注满全血经热合的导管至少35cm			
容量	100mL全血	200mL全血	300mL全血	400mL全血
标准	0.5U	1.0U	1.5U	2.0U
容量范围	100mL±10mL	200mL±20mL	300mL±30mL	400mL±40mL
血红蛋白含量	≥10g	≥20g	≥30g	≥40g
储存期末溶血率	<红细胞总量的0.8%			
保存条件	4℃±2℃			
有效期	35天			
无菌试验	无细菌生长			

去白细胞全血是使用白细胞过滤器清除全血中几乎所有的白细胞，并使残留在全血中的白细胞数量低于一定数值的成分血。去白细胞全血质量控制项目及要求见表5－2。

表 5—2　去白细胞全血质量控制项目及要求

质量控制项目	要求			
外观	肉眼观察应无色泽异常、溶血、凝块、气泡及重度乳糜等情况；血袋完好，并保留注满全血经热合的导管至少 35cm			
容量	100mL 全血	200mL 全血	300mL 全血	400mL 全血
标准	0.5U	1.0U	1.5U	2.0U
容量范围	标示量（mL）±10%			
血红蛋白含量	≥9g	≥18g	≥27g	≥36g
白细胞残留量	≤1.0×10^6个	≤2.5×10^6个	≤3.8×10^6个	≤5.0×10^6个
储存期末溶血率	<红细胞总量的 0.8%			
保存条件	4℃±2℃			
有效期	35 天			
无菌试验	无细菌生长			

第二节　红细胞质量控制项目及要求

浓缩红细胞是采用特定的方法将采集到多联塑料血袋内的全血中的大部分血浆分离出后剩余部分所制成的红细胞成分血。浓缩红细胞质量控制项目及要求见表 5—3。

表 5—3　浓缩红细胞质量控制项目及要求

质量控制项目	要求			
外观	肉眼观察应无色泽异常、溶血、凝块、气泡等情况；血袋完好，并保留注满全血经热合的导管至少 35cm			
容量	100mL 全血	200mL 全血	300mL 全血	400mL 全血
标准	0.5U	1.0U	1.5U	2.0U
容量范围	60mL±6mL	120mL±12mL	180mL±18mL	240mL±24mL
血红蛋白含量	≥10g	≥20g	≥30g	≥40g

续表5－3

质量控制项目	要求
血细胞比容	0.65～0.80
储存期末溶血率	<红细胞总量的0.8%
保存条件	4℃±2℃
有效期	35天
无菌试验	无细菌生长

去白细胞浓缩红细胞是使用白细胞过滤器清除浓缩红细胞中几乎所有的白细胞，并使残留在浓缩红细胞中的白细胞数量低于一定数值的红细胞成分血；或使用带有白细胞过滤器的多联塑料血袋采集全血，并通过白细胞过滤器清除全血中几乎所有的白细胞，将该去白细胞全血中的大部分血浆分离出后剩余部分所制成的红细胞成分血。去白细胞浓缩红细胞质量控制项目及要求见表5－4。

表5－4　去白细胞浓缩红细胞质量控制项目及要求

质量控制项目	要求			
外观	肉眼观察应无色泽异常、溶血、凝块、气泡等情况；血袋完好，并保留注满全血经热合的导管至少35cm			
容量	100mL全血	200mL全血	300mL全血	400mL全血
标准	0.5U	1.0U	1.5U	2.0U
容量范围	50mL±5mL	100mL±10mL	150mL±15mL	200mL±20mL
血红蛋白含量	≥9g	≥18g	≥27g	≥36g
白细胞残留量	≤1.0×10^6个	≤2.5×10^6个	≤3.8×10^6个	≤5.0×10^6个
血细胞比容	0.60～0.75			
储存期末溶血率	<红细胞总量的0.8%			
保存条件	4℃±2℃			
有效期	35天			
无菌试验	无细菌生长			

悬浮红细胞是采用特定的方法将采集到多联塑料血袋内的全血中的大部分血浆分离出后，向剩余物加入红细胞添加液制成的红细胞成分血。悬浮红细胞质量控制项目及要求见表5－5。

表 5—5　悬浮红细胞质量控制项目及要求

质量控制项目	要求			
外观	肉眼观察应无色泽异常、溶血、凝块、气泡等情况；血袋完好，并保留注满全血经热合的导管至少 35cm			
容量	100mL 全血	200mL 全血	300mL 全血	400mL 全血
标准	0.5U	1.0U	1.5U	2.0U
容量范围	标示量（mL）±10%			
血红蛋白含量	≥10g	≥20g	≥30g	≥40g
血细胞比容	0.50～0.65			
储存期末溶血率	<红细胞总量的 0.8%			
保存条件	4℃±2℃			
有效期	35 天			
无菌试验	无细菌生长			

去白细胞悬浮红细胞是使用白细胞过滤器清除悬浮红细胞中几乎所有的白细胞，并使残留在悬浮红细胞中的白细胞数量低于一定数值的红细胞成分血；或使用带有白细胞过滤器的多联塑料血袋采集全血，并通过白细胞过滤器清除全血中几乎所有的白细胞，将该去白细胞全血中的大部分血浆分离出后，向剩余物内加入红细胞添加液制成的红细胞成分血。去白细胞悬浮红细胞质量控制项目及要求见表 5—6。

表 5—6　去白细胞悬浮红细胞质量控制项目及要求

质量控制项目	要求			
外观	肉眼观察应无色泽异常、溶血、凝块、气泡等情况；血袋完好，并保留注满全血经热合的导管至少 35cm			
容量	100mL 全血	200mL 全血	300mL 全血	400mL 全血
标准	0.5U	1.0U	1.5U	2.0U
容量范围	标示量（mL）±10%			
血红蛋白含量	≥9g	≥18g	≥27g	≥36g
白细胞残留量	≤1.0×10^{6}个	≤2.5×10^{6}个	≤3.8×10^{6}个	≤5.0×10^{6}个
血细胞比容	0.45～0.60			
储存期末溶血率	<红细胞总量的 0.8%			

续表5－6

质量控制项目	要求
保存条件	4℃±2℃
有效期	35天
无菌试验	无细菌生长

洗涤红细胞是采用特定的方法将保存期内的全血、悬浮红细胞用大量等渗溶液洗涤，去除几乎所有血浆成分和部分非红细胞成分，并将红细胞悬浮在氯化钠注射液或红细胞添加液中所制成的红细胞成分血。洗涤红细胞质量控制项目及要求见表5－7。

表5－7　洗涤红细胞质量控制项目及要求

质量控制项目	要求			
外观	肉眼观察应无色泽异常、溶血、凝块、气泡等情况；血袋完好，并保留注满洗涤红细胞或全血经热合的导管至少20cm			
容量	100mL全血	200mL全血	300mL全血	400mL全血
标准	0.5U	1.0U	1.5U	2.0U
容量范围	63mL±6.3mL	125mL ±12.5mL	188mL ±18.8mL	250mL±25mL
血红蛋白含量	≥9g	≥18g	≥27g	≥36g
上清蛋白质含量	<0.25g	<0.50g	<0.75g	<1.00g
溶血率	<红细胞总量的0.8%			
保存条件	4℃±2℃			
有效期	24小时		28天	
无菌试验	无细菌生长			

冰冻解冻去甘油红细胞是采用特定的方法将冰冻红细胞融化后，清除几乎所有的甘油，并将红细胞悬浮在一定量的氯化钠注射液中的红细胞成分血。冰冻解冻去甘油红细胞质量控制项目及要求见表5－8。

表5－8　冰冻解冻去甘油红细胞质量控制项目及要求

质量控制项目	要求
外观	肉眼观察应无色泽异常、溶血、凝块、气泡等情况；血袋完好，并保留注满解冻去甘油红细胞经热合的导管至少20cm

续表5－8

质量控制项目	要求			
容量	100mL 全血	200mL 全血	300mL 全血	400mL 全血
标准	0.5U	1.0U	1.5U	2.0U
容量范围	100mL±10mL	200mL±20mL	300mL±30mL	400mL±40mL
血红蛋白含量	≥8g	≥16g	≥24g	≥32g
白细胞残留量	≤1×10^{7}个	≤2×10^{7}个	≤3×10^{7}个	≤4×10^{7}个
游离血红蛋白含量	≤1g/L			
甘油残留量	≤10g/L			
保存条件	4℃±2℃			
有效期	24 小时			
无菌试验	无细菌生长			

第三节　各类冰冻血浆质量控制项目及要求

新鲜冰冻血浆是采集后储存于冷藏环境中的全血，最好在 6 小时（保存液为 ACD）或 8 小时内（保存液为 CPD 或 CPDA－1），但不超过 18 小时将血浆分离出并速冻成固态的成分血。新鲜冰冻血浆质量控制项目及要求见表 5－9。

表 5－9　新鲜冰冻血浆质量控制项目及要求

质量控制项目	要求			
外观	肉眼观察融化后的新鲜冰冻血浆，应为黄色澄清液体，无色泽异常、蛋白析出、气泡及重度乳糜等情况；血袋完好，并保留注满新鲜冰冻血浆经热合的导管至少 10cm			
容量	50mL	100mL	150mL	200mL
容量范围	标示量（mL）±10％			
血浆蛋白含量	≥50g/L			

续表5—9

质量控制项目	要求
Ⅷ因子含量	≥0.7IU/mL
保存条件	≤−18℃
有效期	1 年
无菌试验	无细菌生长

病毒灭活新鲜冰冻血浆是采集后储存于冷藏环境中的全血，按新鲜冰冻血浆要求分离出血浆，在速冻前采用亚甲蓝病毒灭活技术进行病毒灭活并速冻成固态的成分血。病毒灭活新鲜冰冻血浆质量控制项目及要求见表 5—10。

表 5—10　病毒灭活新鲜冰冻血浆质量控制项目及要求

质量控制项目	要求			
外观	肉眼观察应为黄色或淡绿色澄清液体，无色泽异常、蛋白析出、气泡及重度乳糜等情况；血袋完好，并保留注满病毒灭活新鲜冰冻血浆经热合的导管至少 10cm			
容量	50mL	100mL	150mL	200mL
容量范围	标示量（mL）±10%			
血浆蛋白含量	≥50g/L			
Ⅷ因子含量	≥0.5IU/mL			
亚甲蓝残留量	≤0.30μmol/L			
保存条件	≤−18℃			
有效期	1 年			
无菌试验	无细菌生长			

冰冻血浆是采用特定的方法在全血的有效期内，将血浆分离出并冰冻成固态的成分血，或从新鲜冰冻血浆中分离出冷沉淀凝血因子后将剩余部分冰冻成固态的成分血。冰冻血浆质量控制项目及要求见表 5—11。

表 5—11　冰冻血浆质量控制项目及要求

质量控制项目	要求
外观	肉眼观察应为黄色澄清液体，无色泽异常、蛋白析出、气泡及重度乳糜等情况；血袋完好，并保留注满冰冻血浆经热合的导管至少 10cm

续表5－11

质量控制项目	要求			
容量	50mL	100mL	150mL	200mL
容量范围	标示量（mL）±10%			
血浆蛋白含量	≥50g/L			
保存条件	≤－18℃			
有效期	4 年			
无菌试验	无细菌生长			

病毒灭活冰冻血浆是采用亚甲蓝病毒灭活技术对在全血的有效期内分离出的血浆或从新鲜冰冻血浆中分离出冷沉淀凝血因子后剩余的血浆进行病毒灭活并冰冻成固态的成分血。病毒灭活冰冻血浆质量控制项目及要求见表 5－12。

表 5－12　病毒灭活冰冻血浆质量控制项目及要求

质量控制项目	要求			
外观	肉眼观察应为黄色或淡绿色澄清液体，无色泽异常、蛋白析出、气泡及重度乳糜等情况；血袋完好，并保留注满病毒灭活冰冻血浆经热合的导管至少 10cm			
容量	50mL	100mL	150mL	200mL
容量范围	标示量（mL）±10%			
血浆蛋白含量	≥50g/L			
亚甲蓝残留量	≤0. 30μmol/L			
保存条件	≤－18℃			
有效期	4 年			
无菌试验	无细菌生长			

单采新鲜冰冻血浆是使用血细胞分离机在全封闭的条件下自动将符合要求的献血者血液中的血浆分离出并在 6 小时内迅速冻成固态的单采成分血。单采新鲜冰冻血浆质量控制项目及要求见表 5－13。

表 5－13　单采新鲜冰冻血浆质量控制项目及要求

质量控制项目	要求			
外观	肉眼观察应为黄色澄清液体，无色泽异常、蛋白析出、气泡及重度乳糜等情况；血袋完好，并保留注满单采新鲜冰冻血浆经热合的导管至少 10cm			
容量	50mL	100mL	150mL	200mL
容量范围	标示量（mL）±10%			
血浆蛋白含量	≥50g/L			
Ⅷ因子含量	≥0.7IU/mL			
保存条件	≤－18℃			
有效期	1 年			
无菌试验	无细菌生长			

第四节　血小板质量控制项目及要求

浓缩血小板是采集后置于室温保存和运输的全血于采集后 6 小时内，或采集后置于 20℃～24℃保存和运输的全血于 24 小时内，在室温条件下将血小板分离出，并悬浮于一定量血浆内的成分血。浓缩血小板质量控制项目及要求见表 5－14。

表 5－14　浓缩血小板质量控制项目及要求

质量控制项目	要求			
外观	肉眼观察应为黄色云雾状液体，无色泽异常、蛋白析出、气泡及重度乳糜等情况；血袋完好，并保留注满浓缩血小板经热合的导管至少 15cm			
容量	100mL 全血	200mL 全血	300mL 全血	400mL 全血
标准	0.5U	1.0U	1.5U	2.0U
容量范围	13～19mL	25～38mL	38～57mL	50～76mL
血小板含量	≥1.0×10^{10}个	≥2.0×10^{10}个	≥3.0×10^{10}个	≥4.0×10^{10}个

续表5－14

质量控制项目	要求			
红细胞混入量	≤0.5×10^9个	≤1.0×10^9个	≤1.5×10^9个	≤2.0×10^9个
储存期末 pH 值	6.4～7.4			
保存条件	22℃±2℃			
有效期	24 小时		5 天	
无菌试验	无细菌生长			

单采血小板是使用血细胞分离机在全封闭的条件下自动将符合要求的献血者血液中的血小板分离并悬浮于一定量血浆内的单采成分血。单采血小板质量控制项目及要求见表 5－15。

表 5－15　单采血小板质量控制项目及要求

质量控制项目	要求	
外观	肉眼观察应为黄色云雾状液体，无色泽异常、蛋白析出、气泡及重度乳糜等情况；血袋完好，并保留注满单采血小板经热合的导管至少 15cm	
容量	0.5 个治疗量	1.0 个治疗量
标准	5U	10U
容量范围	125～200mL	250～300mL
血小板含量	≥2.5×10^{11}个/袋	
白细胞混入量	≤5.0×10^8个/袋	
红细胞混入量	≤8.0×10^9个/袋	
储存期末 pH 值	6.4～7.4	
保存条件	22℃±2℃	
有效期	24 小时	5 天
无菌试验	无细菌生长	

去白细胞单采血小板是使用血细胞分离机在全封闭的条件下自动将符合要求的献血者血液中的血小板分离并去除白细胞后悬浮于一定量血浆内的单采成分血。去白细胞单采血小板质量控制项目及要求见表 5－16。

表 5－16　去白细胞单采血小板质量控制项目及要求

质量控制项目	要求	
外观	肉眼观察应为黄色云雾状液体，无色泽异常、蛋白析出、气泡及重度乳糜等情况；血袋完好，并保留注满去白细胞单采血小板经热合的导管至少 15cm	
容量	0.5 个治疗量	1.0 个治疗量
标准	5U	10U
容量范围	125～200mL	250～300mL
血小板含量	≥2.5×10^{11}个/袋	
白细胞混入量	≤5.0×10^{6}个/袋	
红细胞混入量	≤8.0×10^{9}个/袋	
储存期末 pH 值	6.4～7.4	
保存条件	22℃±2℃	
有效期	24 小时	5 天
无菌试验	无细菌生长	

第五节　冷沉淀凝血因子质量控制项目及要求

冷沉淀凝血因子是采用特定的方法将保存期内的新鲜冰冻血浆在 1℃～6℃融化后，分离出大部分的血浆，并将剩余的冷不溶解物质在 1 小时内速冻成固态的成分血。冷沉淀凝血因子质量控制项目和要求见表 5－17。

表 5－17　冷沉淀凝血因子质量控制项目及要求

质量控制项目	要求		
外观	肉眼观察融化后的冷沉淀凝血因子，应为黄色澄清液体，无色泽异常、蛋白析出、气泡及重度乳糜等情况；血袋完好，并保留注满血浆经热合的导管至少 10cm		
容量	200mL 全血	300mL 全血	400mL 全血
标准	0.75U	1.50U	2.00U

续表5－17

质量控制项目	要求		
容量范围	标示量（mL）±10%		
纤维蛋白原含量	≥75mg	≥113mg	≥150mg
Ⅷ因子含量	≥40IU	≥60IU	≥80IU
保存条件	≤－18℃		
有效期	1 年		
无菌试验	无细菌生长		

第六节　单采粒细胞质量控制项目及要求

单采粒细胞是使用血细胞分离机在全封闭的条件下自动将符合要求的献血者血液中的粒细胞分离出并悬浮于一定量的血浆内的单采成分血。单采粒细胞质量控制项目及要求见表 5－18。

表 5－18　单采粒细胞质量控制项目及要求

质量控制项目	要求
外观	肉眼观察应无色泽异常，无凝块、溶血、气泡及重度乳糜等情况；血袋完好，并保留注满单采粒细胞经热合的导管至少 20cm
容量范围	150～500mL
中性粒细胞含量	≥1.0×10^{10}个/袋
红细胞混入量	血细胞比容≤0.15
保存条件	22℃±2℃
有效期	24 小时
无菌试验	无细菌生长

参考文献

［1］中华人民共和国卫生部全血及成分血质量要求（GB 18469－2012）［S］. 中华人民共和国卫生部国家标准化管理委员会，2012.

第三部分　儿童输血指征汇总

第六章　儿童常用血液成分输注指征

儿童是一类特殊群体，处在生长发育的不同阶段，在血容量、血液组成成分、免疫系统成熟度及机体对低血容量和缺氧的生理反应等方面均存在很大差异，对输血要求高，容易发生输血不良反应。因此，儿童患者的输血实践与成人患者有很大不同，且更加错综复杂。

儿童年龄跨度大，各年龄期、不同疾病血液成分输注指征的掌握有明显差异。血液成分输注指征的掌握直接关系到儿童输血的安全，一直是困扰儿科医生的重点、难点内容。目前行业内尚无儿童输血统一标准，现根据国内外专家共识、指南、标准总结以下儿童输血治疗经验，供同行探讨。

第一节　红细胞输注

红细胞是临床输血最常用的血液成分，常见种类包括悬浮红细胞、去白细胞悬浮红细胞、洗涤红细胞、冰冻解冻去甘油红细胞等。根据患儿不同年龄期、疾病、血红蛋白（Hb）水平、临床症状和输注需求，坚持非必要不输血和非必要不多输血的原则，采取措施避免或减少输血，审慎选用适宜的输血阈值和适宜的血液成分，按照不同的输血阈值进行输血。

一、红细胞的结构和生理功能

（一）红细胞的结构

红细胞由细胞膜及细胞质组成。红细胞细胞膜的主要成分是蛋白质、脂质、糖类及无机盐，细胞质的主要成分为血红蛋白、水、无机盐、维生素、糖类物质和少量与核苷酸代谢有关的物质。成熟的红细胞呈双面或单面凹陷的盘状，表面积与体积的比值较大，有利于红细胞变形、携带和交换气体。

（二）生理功能

红细胞具有多种重要的生理功能。①物质运输：红细胞内外的气体、无机离子、糖、氨基酸等物质交换必须通过红细胞膜的调控。②信息传递（受体）：细胞外的信息物质与细胞膜上（或细胞质中）的相应受体结合后引发一系列的反应。③免疫功能：红细胞不仅可清除免疫复合物（immune complex，IC），防止 IC 在组织沉积，还可参与免疫调控，而且，红细胞的某些免疫功能是其他免疫细胞所不能替代的。④变形能力：红细胞在外力的作用下具有很强的变形能力，当其通过直径只有 2～3μm 的脾窦毛细血管时，变形是保证红细胞不受挤压、保证生存的特殊重要功能。⑤维持内环境稳态：红细胞对机体维持正常稳定的生理功能起着重要作用。

（三）各年龄段血红蛋白的正常参考值

各年龄段血红蛋白的正常参考值见表 6－1。

表 6－1　各年龄段 Hb 的正常参考值

年龄段	Hb（g/L）	
	男	女
妊娠 26～30 周	110～158	
足月儿	139～195	
≤3 天	135～225	
4～7 天	135～195	
8～14 天	125～205	

续表6－1

年龄段	Hb（g/L）	
	男	女
15～30 天	100～180	
31～60 天	90～135	
61～180 天	95～135	
6 月龄～2 岁	105～135	
3～6 岁	115～135	
7～12 岁	115～155	
13～17 岁	130～160	120～160
⩾18 岁	135～175	120～160

二、儿童贫血的分类

贫血是指外周血中单位容积内的红细胞数或 Hb 水平低于正常。新生儿和儿童的红细胞数和 Hb 水平随年龄不同而有所差异。

（一）根据贫血程度分类

根据外周血 Hb 水平，儿童贫血程度：①90～120g/L 者为轻度；②60～90g/L 者为中度；③30～60g/L 者为重度；④<30g/L 者为极重度。

根据外周血 Hb 水平，新生儿贫血程度：①120～144g/L 者为轻度；②90～120g/L 者为中度；③60～90g/L 者为重度；④<60g/L 者为极重度。

（二）根据贫血病因分类

根据造成贫血的原因，贫血可分为红细胞或 Hb 生成不足性贫血、红细胞破坏增多性贫血和失血性贫血三类。

1. 红细胞或 Hb 生成不足性贫血

（1）造血物质缺乏：如缺铁性贫血（铁缺乏）、巨幼红细胞性贫血（维生素 B_{12}、叶酸缺乏）、维生素 B_3 缺乏性贫血、铜缺乏性贫血、维生素 C 缺乏性贫血、蛋白质缺乏性贫血等。

（2）骨髓造血功能障碍：如单纯红细胞再生障碍性贫血。

（3）其他：感染性及炎症性贫血、慢性肾病所致贫血、铅中毒所致贫血、癌症性贫血等。

2. 红细胞破坏增多性贫血

（1）红细胞膜结构缺陷：如遗传性球形红细胞增多症、遗传性椭圆形红细胞增多症、棘状红细胞增多、阵发性睡眠性血红蛋白尿等。

（2）红细胞酶缺乏：如葡萄糖－6－磷酸脱氢酶（glucose－6－phosphate dehydrogenase，G－6－PD）缺乏、丙酮酸激酶（PK）缺乏等。

（3）Hb 合成或结构异常：如地中海贫血、血红蛋白病等。

（4）其他因素。

①免疫因素：体内存在破坏红细胞的抗体，如新生儿溶血症、自身免疫性溶血性贫血、药物所致的免疫性溶血性贫血等。

②非免疫因素：如感染、物理化学因素、毒素、脾功能亢进、弥散性血管内凝血等。

3. 失血性贫血

失血性贫血包括急性失血和慢性失血引起的贫血。

（三）根据细胞形态分类

根据红细胞数、Hb 水平和血细胞比容计算红细胞平均容积（MCV）、红细胞平均血红蛋白（MCH）和红细胞平均血红蛋白浓度（MCHC），将贫血分为 4 类（表 6－2）。

表 6－2　贫血的细胞形态分类

	MCV（fl）	MCH（pg）	MCHC（%）
正常值	80～94	28～32	32～38
大细胞性贫血	＞94	＞32	32～38
单纯小细胞性贫血	＜80	＜28	32～38
小细胞低色素性贫血	＜80	＜28	＜32

三、常见红细胞的特点、适应证及禁忌证

常见红细胞的特点、适应证及禁忌证见表 6－3。

表 6-3　常见红细胞的特点、适应证及禁忌证

品名	特点	适应证	禁忌证
悬浮红细胞	移去大部分血浆的红细胞制剂，血细胞比容（0.50～0.65）适中，输注过程较为流畅	适用于慢性贫血或急性失血患儿	1. 心功能不全或心力衰竭的贫血患儿； 2. 需要长期或反复输血的患儿，如再生障碍性贫血、地中海贫血、阵发性睡眠性血红蛋白尿和白血病的患儿； 3. 对血浆蛋白已致敏，如缺乏 IgA 而已产生 IgA 抗体的患儿，对血浆内某种致敏原敏感的患儿； 4. 由于以往输血而产生白细胞或血小板抗体的患儿； 5. 血容量正常的慢性贫血患儿； 6. 可能行造血干细胞移植及其他器官移植的患儿
去白细胞悬浮红细胞	去除 99.9%白细胞的悬浮红细胞	1. 对于反复输血产生白细胞抗体，引起非溶血性发热反应的患儿； 2. 需要进行器官移植的患儿； 3. 需反复输血的患儿	1. 血容量正常的慢性贫血患儿； 2. 对血浆蛋白已致敏，如缺乏 IgA 而已产生 IgA 抗体的患儿； 3. 慢性病体质虚弱、心功能不全，尤其是心力衰竭的贫血患儿
洗涤红细胞	去除了全血中 98%以上的血浆，可降低发生过敏反应、非溶血性发热反应等输血不良反应的风险	适用于以下患儿改善慢性贫血或急性失血引起的缺氧症状： 1. 对血浆成分过敏的患儿； 2. 缺乏 IgA 的患儿； 3. 非同型造血干细胞移植的患儿； 4. 高钾血症及肝肾功能障碍的患儿； 5. 新生儿输血、宫内输血及换血等	1. 血容量正常的慢性贫血患儿； 2. 不应作为扩充血容量、促进伤口愈合或是改善人体状态的治疗手段
冰冻解冻去甘油红细胞	解冻、洗涤过程去除了绝大多数白细胞及血浆	适用于稀有血型患儿及有特殊情况患儿的自体红细胞保存与使用等	1. 心功能不全或心力衰竭的贫血患儿，慢性病体质虚弱患儿； 2. 血容量正常的慢性贫血患儿； 3. 可能行造血干细胞移植及其他器官移植的患儿

续表6－3

品名	特点	适应证	禁忌证
辐照红细胞	经^{60}钴或^{137}铯辐照后的悬浮红细胞	适用于严重免疫功能缺陷或免疫抑制和造血干细胞移植后输血患儿，可有效预防输血相关性移植物抗宿主病	辐照红细胞含有白细胞层，故不能用于已有或怀疑有白细胞抗体的患儿
浓缩红细胞	最小限度扩充血容量，减轻患儿循环负荷，减少血液添加剂对患儿的影响	适用于存在循环超负荷高危因素的患儿，如充血性心力衰竭患儿及婴幼儿患儿等	1. 不适用于药物治疗有效的贫血； 2. 不应作为扩充血容量、促进伤口愈合或是改善人体状态的治疗手段

四、各年龄期红细胞输注指征

儿童的生长发育是一个连续、渐进的动态过程，不应被人为地割裂。但是随着年龄的增长，儿童的解剖、生理和心理等方面确实在不同的阶段表现出与年龄相关的规律性。因此，在实际工作中根据年龄将儿童生长发育分为7期，以便临床应用。

（一）胎儿期

胎儿期指从受精卵形成到出生为止，共40周。胎儿的周龄即为胎龄，或称为孕龄。母亲妊娠期间如受外界不利因素影响，包括感染、创伤、滥用药物、接触放射性物质、使用毒品等，以及营养缺乏、严重疾病和心理创伤等都可能影响胎儿的正常生长发育，导致流产、畸形或宫内发育不良等。

胎儿宫内输血的输注指征是由各种病因引起的胎儿贫血，具体原因包括红细胞破坏增加、红细胞生成减少、血红蛋白病和红细胞酶异常。正常情况下，胎儿Hb水平随胎龄增加而逐渐升高，Hb低于平均值2个标准差以上时可诊断为胎儿贫血。胎儿贫血的严重程度需结合胎龄，临床上胎儿血细胞比容小于0.30时也定义为胎儿贫血。

（二）新生儿期

新生儿期指自胎儿娩出脐带结扎时开始至28天之前，此期实际包含在婴儿期内。由于此期在儿童生长发育和疾病方面具有非常明显的特殊性，且发病率高，死亡率也高，因此单独列为婴儿期中的一个特殊时期。在此期间，新生儿脱离母体转而独立生存，所处的内外环境发生根本的变化，但其适应能力尚不完善。此外，分娩过程中的损伤、感染延续存在，先天性畸形也常在此期表现出来。

根据世界卫生组织（WHO）资料，国内诊断新生儿贫血的标准：出生后新生儿 Hb<145g/L；在出生 24 小时内，有症状的贫血是新生儿单纯输血的主要指征，Hb<130g/L 时考虑输注红细胞。

新生儿被采集或丢失大约 10%（足月新生儿血容量为 85mL/kg，早产儿为 100mL/kg）的血容量时亦应考虑输注红细胞。

（三）婴儿期

自出生到 1 周岁之前为婴儿期。此期是生长发育极其旺盛的阶段，因此对营养的需求量相对较高。此时，各系统器官的生长发育仍在持续进行，各系统器官不够成熟完善，尤其是消化系统常常难以适应对大量食物的消化吸收，容易发生营养和消化功能紊乱。同时，婴儿体内来自母体的抗体逐渐减少，自身的免疫功能尚未成熟，抗感染能力较弱，易发生各种感染和传染性疾病。

此期输注指征如下。

（1）28 天至 3 月龄，Hb<90g/L，3 月龄至 1 岁，Hb<100g/L；根据患儿组织缺氧与耗氧情况、心肺代偿功能等综合评估考虑是否需输注红细胞。

（2）Hb<60g/L 和（或）血细胞比容<0.18，可输注红细胞。

（四）幼儿期

1 周岁至 3 周岁之前为幼儿期。此期体格生长发育速度较前稍减慢，而智能发育迅速，同时活动范围渐广，接触社会事物渐多。此期消化系统功能仍不完善，对营养的需求量仍然相对较高，而断乳和转乳期食物添加须在此时进行，因此适宜的喂养仍然是保证幼儿正常生长发育的重要因素。幼儿对危险的识别和自我保护能力有限，因此此期意外伤害发生率非常高，应格外注意防护。

此期输注指征如下。

（1）Hb<110g/L，根据患儿组织缺氧与耗氧情况、心肺代偿功能等综

合评估考虑是否需输注红细胞。

(2) Hb<60g/L 和(或)血细胞比容<0.18,可输注红细胞。

(五)学龄前期

3 周岁至 6~7 岁入小学前为学龄前期。此期儿童体格生长发育速度相对减慢,处于稳步增长状态;而智能发育更加迅速,与同龄儿童和社会事物有了广泛的接触,知识面得以扩大,自理能力和初步社交能力得到锻炼。

此期输注指征如下。

(1) Hb<110g/L,根据患儿组织缺氧与耗氧情况、心肺代偿功能等综合评估考虑是否需输注红细胞。

(2) Hb<60g/L 和(或)血细胞比容<0.18,可输注红细胞。

(六)学龄期

6~7 岁至青春期前为学龄期。此期儿童的体格生长发育速度相对缓慢,除生殖系统外,各系统器官外形均已接近成人;智能发育更加成熟,可以接受系统的科学知识教育。

此期输注指征如下。

(1) Hb<115g/L 为贫血,如 Hb>100g/L 和(或)血细胞比容>0.30,可不输注红细胞。

(2) Hb 60~100g/L 和(或)血细胞比容 0.18~0.30,根据患儿组织缺氧与耗氧情况、心肺代偿功能等综合评估考虑是否需输注红细胞。

(3) Hb<60g/L 和(或)血细胞比容<0.18,可输注红细胞。

(七)青春期

青春期年龄范围一般为 10~20 岁,是从儿童到成人的过渡时期。青春期会经历一系列内分泌变化至性成熟并形成生殖能力的过程。同时,青春期也是一个生理、心理和情感发展的阶段。女性的青春期开始年龄和结束年龄都比男性早 2 年左右。青春期的开始和结束年龄存在较大的个体差异,可相差 2~4 岁。此期儿童的体格生长发育再次加速,出现第二次高峰,同时生殖系统的发育也加速并渐趋成熟。

青春期 Hb 参考值:

(1) <18 岁,男性 130~160g/L,女性 120~160g/L。

(2) ≥18 岁,男性 135~175g/L,女性 120~160g/L。

输注指征可参考成人：

（1）Hb＞100g/L和（或）血细胞比容＞0.30，可不输注红细胞（红细胞输注并不能显著提高机体的氧供水平，因此不推荐输注红细胞）。

（2）Hb 60～100g/L和（或）血细胞比容0.18～0.30，根据患儿组织缺氧与耗氧情况、心肺代偿功能等综合评估考虑是否需输注红细胞。

（3）Hb＜60g/L和（或）血细胞比容＜0.18，可输注红细胞。

五、常见疾病患儿的红细胞输注

（一）血液病患儿红细胞输注

1．再生障碍性贫血、急性白血病和骨髓增生异常综合征

1）再生障碍性贫血是化学、物理、生物等因素引起造血功能衰竭，以全血细胞减少为特征表现的一组综合征。临床主要表现为贫血、出血、感染、发热等，通常需输血支持治疗。

（1）根据《儿科输血指南》（WS/T 795—2022），对于病情稳定的患儿，红细胞输注阈值宜为Hb＜70g/L；对于存在氧耗增加情况（如感染、发热、疼痛等）的患儿，红细胞输注阈值宜适当提高。

（2）血液输注时，可以使用悬浮红细胞、少白细胞红细胞或去白细胞红细胞和洗涤红细胞，要求ABO、RhD血型相同。

（3）对于再生障碍性贫血患儿，输注剂量及输注速度均应慎重考虑，输注剂量以每次10mL/kg为限，输注速度应保持在2～6mL/（kg·h），或每分钟10滴，根据患儿年龄及病情决定。

2）急性白血病和骨髓增生异常综合征患儿Hb＜70g/L时，宜输注红细胞。

2．地中海贫血

1）输血依赖型地中海贫血。

（1）宜对输血依赖型地中海贫血患儿进行全面的血型鉴定和抗体筛查，为其专门制订输血方案，将输血方案纳入整体诊疗计划，并根据患儿健康状况和治疗效果适时调整。

（2）出现以下任何1种情况的患儿，宜为其启动输血方案。

①间隔2周以上的2次血常规均显示Hb＜70g/L，且排除存在引起Hb

水平下降的其他情况（如感染等）。

②出现以下任何1种临床表现：严重的贫血症状、生长发育迟缓、过度骨髓内造血引起的并发症（如病理性骨折和面容改变）、明显的髓外造血。

（3）启动输血方案后，患儿通常需要每2～5周输血1次。宜根据患儿Hb水平的下降趋势、本次输血后和下次输血前宜达到或维持的Hb水平，估算所需输血量。每次输血后的Hb水平宜达到130～150g/L，下次输血前的Hb水平宜维持在95～105g/L。

（4）宜为患儿选用与其ABO、RhD血型同型，且与其C、c、E、e抗原表型匹配的红细胞输注，以避免患儿产生针对这些抗原的同种免疫。

（5）对于地中海贫血需长期输血患儿，宜使用保存时间<7天的新鲜红细胞。

（6）对于输血依赖型地中海贫血患儿，每次红细胞输注剂量为10～15mL/kg，输注速度0.5～1.5mL/min。对大失血或严重急性溶血患儿应迅速足量输入，必要时行中心静脉插管输注。对伴严重营养不良和（或）心肺功能不全患儿，剂量减半，输注速度减慢至0.25～0.75mL/min，24小时后可以重复输入。

（7）对于输血依赖型β地中海贫血，目前提倡足量输血，使Hb水平维持在95～105g/L，以保证患儿正常生长发育，同时也可降低胃肠道对铁的吸收以减少继发性含铁血黄素沉着症的发生，减轻骨质脱钙，防止或减缓脾大。目前，重型β地中海贫血的输血指南，主要来自地中海贫血国际联合会（TIF），以及美国、加拿大、英国、印度、澳大利亚等国的相关组织（表6－4）。

表6－4　重型β地中海贫血的红细胞输注

	TIF	美国	加拿大	英国
起始治疗输注指征	生命体征平稳时，Hb<70g/L（>2周）同时伴有以下任意一条： 1. 面容改变； 2. 生长发育迟缓； 3. 骨折； 4. 髓外造血	生命体征平稳时，Hb<70g/L（>2周）同时伴有以下任意一条： 1. 发育迟缓； 2. 标志性骨改变； 3. 巨脾； 4. 髓外造血； 5. 心脏疾病； 6. 肺动脉高压； 7. 生活质量不佳	严重贫血伴以下任意一条： 1. 生长受限； 2. 发育迟缓； 3. 骨骼畸形	生命体征平稳时，Hb<70g/L（>2周）同时伴有以下任意一条： 1. 生长受限； 2. 骨骼畸形； 3. 易疲劳； 4. 营养不良； 5. 发育迟缓； 6. 生长波动； 7. 心力衰竭； 8. 脾大； 9. 面部骨骼变形

续表6－4

	TIF	美国	加拿大	英国
输注要求	输血维持时间＜2周，去白细胞红细胞 ABO 及 RhD 匹配，RhC、c、E、e 及 Kell 匹配	输血维持时间＜2周，去白细胞红细胞 ABO 及 RhD、C、c、E、e 和 Kell 匹配	输血维持时间＜2周，去白细胞红细胞 ABO 及 RhD、C、c、E、e 和 Kell 匹配	输血维持时间＜2周，去白细胞红细胞 ABO 及 RhD、C、E 和 Kell 匹配
目标	输血前 Hb 90～105g/L；心脏病患儿 Hb 110～120g/L 输血后 Hb≤140～150g/L；每 2～5 周输血 1 次	输血前 Hb 90～100g/L；心脏病患儿 Hb 100～120g/L 输血后 Hb≤140g/L；每 3～4 周输血 1 次（年龄较大患儿每 2 周 1 次）	输血前 Hb 90～100g/L	输血前 Hb 90～105g/L 每 2～4 周输血 1 次

2）非输血依赖型地中海贫血。

（1）宜对患儿的生长发育、并发症和输血利弊等情况进行综合分析，决定是否输注红细胞。不宜单纯以 Hb 水平作为输注的决定性依据，除非患儿 Hb＜50g/L。

（2）出现 Hb 可能快速下降的情况（如感染、手术）的患儿，宜输注红细胞。

（3）出现以下情况的患儿，宜考虑为其增加输血频次，并在取得稳定的临床疗效后再次评估能否逐渐减少直至停止输血：①脾迅速增大（每年脾增大超过 3cm）伴 Hb 水平下降；②生长发育迟缓；③运动耐量下降；④继发性性发育迟缓，与骨龄不同步；⑤骨骼改变；⑥溶血危象频发；⑦生活质量差。

（4）可能出现或已经出现以下并发症的患儿，可考虑输注红细胞：①血栓或脑血管疾病；②肺动脉高压伴或不伴继发性心力衰竭；③髓外造血性假瘤；④腿部溃疡。

（5）宜为患儿选择与其 ABO、RhD 血型同型，且与其 C、c、E、e 抗原表型匹配的红细胞输注，以避免患儿产生针对这些抗原的同种免疫。

（6）非输血依赖型地中海贫血患儿，每次红细胞输注剂量 10～15mL/kg（或每次 1U/10kg），输注速度 5～10mL/（kg・h），输注时间＞3 小时；必要时输注红细胞后给予小剂量利尿剂以减轻心脏负荷。

3. 自身免疫性溶血性贫血

自身免疫性溶血性贫血（AIHA）是由于机体免疫功能紊乱，产生红细胞自身抗体，通过抗体或补体途径导致红细胞破坏增多，超过骨髓红系代偿增生能力所致的一组溶血性贫血的统称。AIHA 于整个儿童期均可发病，发病率无明显种族差异。

1）AIHA 患儿存在自身抗体，其输血相容性检测和输注血液选择的难度和耗时大幅增加。

宜根据患儿输血相容性检测情况、贫血及其临床表现的严重程度和病情进展速度等综合分析，确定具体输血时机。

如果在不能排除存在同种抗体或不能明确同种抗体特异性的情况下输血，可能增加同种抗体引发患儿发生溶血性输血反应的风险。因此，在这种情况下宜避免或减少输血。

如果已排除患儿存在同种抗体或已明确同种抗体特异性，红细胞输注指征可适当放宽。

2）对于急性 AIHA 且出现严重贫血症状的患儿，一般遵循以下输注指征：

（1）Hb＜40g/L 或血细胞比容＜0.13，在平静时有缺氧症状。

（2）Hb＞40g/L，但伴有急性起病、进展快或心功能不全、心绞痛。

（3）出现溶血危象。

3）对于慢性 AIHA 患儿，红细胞输注指征如下：

（1）Hb＞70g/L，不宜输注红细胞。

（2）Hb 50～70g/L，且具有不能耐受的贫血症状，宜考虑输注红细胞。

（3）Hb＜50g/L，宜输注红细胞。

4）以下情况宜根据 AIHA 患儿输血相容性检测情况和输血需求的紧急程度，选用适宜的红细胞输注。

（1）血型检测尚未完成，需要紧急输血的患儿，可选用 O 型洗涤红细胞。

（2）血型已确定，同种和（或）自身抗体检测尚未完成，需要紧急输血的患儿，输注红细胞血型选择的最低要求是 ABO、RhD 血型与患儿相容；其他血型宜为 C、c、E、e、Jk^a、Jk^b抗原表型匹配，也可为 C、c、E、e 抗原表型匹配。

（3）不具有同种抗体，且自身抗体不具特异性的患儿，宜选用与患儿 ABO、RhD 血型同型的红细胞。

（4）具有 1 种或数种特异性同种抗体的患儿，宜选用与患儿 ABO、RhD 血型同型且患儿所具有的同种抗体对应抗原为阴性的红细胞。

（5）具有特异性自身抗体且有进行性溶血的患儿，宜选用与患儿ABO、RhD同型且自身抗体对应抗原为阴性的红细胞。

5）AIHA患儿输注红细胞时，宜选用较小剂量（3～5mL/kg）缓慢输注，密切观察患儿反应，注意防范发生循环超负荷和溶血性输血反应等输血不良反应的风险。

6）极严重的AIHA患儿，如果药品和输血治疗无效，宜为其实施血浆置换。

4. 缺铁性贫血

缺铁性贫血（iron deficiency anemia，IDA）是体内铁缺乏导致Hb合成减少，临床上以小细胞低色素性贫血、血清铁蛋白减少和铁剂治疗有效为特点的贫血症。缺铁性贫血是儿童常见病，严重危害儿童的身心健康。

1）由于缺铁性贫血发病缓慢，机体代偿能力强，一般不必采用输注红细胞治疗。

2）红细胞输注指征：①贫血严重，尤其是发生心力衰竭者；②合并感染者；③急需外科手术者。贫血越严重，每次输注量应越少。Hb<30g/L者，应采用等量换血方法；Hb 30～60g/L者，每次可输注红细胞悬液4～6mL/kg；Hb>60g/L者，不必输注红细胞。

5. 葡萄糖－6－磷酸脱氢酶缺乏症

葡萄糖－6－磷酸脱氢酶（G－6－PD）缺乏症是由于红细胞膜的G－6－PD缺乏，导致红细胞戊糖磷酸途径中谷胱甘肽还原酶的辅酶——还原型烟酰胺腺嘌呤二核苷酸磷酸（NADPH）生成减少，使得维持红细胞膜稳定性的还原型谷胱甘肽生成减少而不能抵抗氧化损伤，最终导致红细胞破坏并溶血的一种遗传病。

G－6－PD缺乏症患儿，出现下列任何1种情况时，宜输注红细胞：

（1）Hb<60g/L。

（2）持续血红蛋白尿，溶血的临床症状严重。

（3）出现脑部缺氧或脑细胞水肿症状。

6. 造血干细胞移植

造血干细胞移植（HSCT）是指对患儿进行全身照射、化疗和免疫抑制预处理后，将正常供体或者自体的造血干细胞注入患儿体内，重建正常的造血和免疫功能，达到治愈疾病的目的。

1）红细胞输注阈值：对于病情稳定、非手术的患儿，红细胞输注阈值宜为Hb<70g/L。如果患儿存在终末期器官损伤或感染的风险，宜考虑将

红细胞输注阈值提高为 Hb<80g/L。

2）血液成分的选择。

（1）按照 HSCT 后对输血的需求，可以将 HSCT 分为 3 期：Ⅰ期，移植前治疗至预处理完成；Ⅱ期，造血干细胞回输后至血细胞植入；Ⅲ期，造血干细胞完全植入后。

（2）在Ⅰ期和Ⅱ期，宜根据患儿当前的血型鉴定结果选择与其 ABO 同型的血液成分输注。

（3）在Ⅲ期，宜监测患儿血型抗原和抗体的变化状态，并根据患儿 ABO 血型抗体效价，权衡输注所选血型的血液对造血重建和输血效果的影响，实时调整输血方案。

异基因 HSCT 输血经常需要跨越 ABO 血型屏障，ABO 血型相容性在供者与受者血型不合时变得复杂。当血型不合的受者需要输成分血时，首选 O 型红细胞和 AB 型血小板，进一步应该根据供－受者间 ABO 血型主侧、次侧配型的规律仔细选择，并且在每次输血前检测患儿抗－A、抗－B 效价，了解血型转换情况。患儿脱离红细胞输血 100 天、连续 2 次检测血液样本没有针对供者红细胞的血型抗体，提示患儿的血型已转换为供者血型。同样，因为 ABO 血型抗原存在于血小板表面，血浆中抗－A、抗－B 也同样作用于血小板，移植后应特别关注供者源造血的嵌入，避免输注血浆中 ABO 血型抗体对移植后供者血小板恢复的影响。如果患儿或供者含有 ABO 血型之外的其他同种抗体，宜为患儿选择相应抗原为阴性的红细胞输注。

表 6－5 给出了针对每类 HSCT 受者和供者之间的 ABO 血型屏障的输血配型选择，宜根据患儿具体情况和血液成分的可及性进行选择。

表 6－5 HSCT 跨越 ABO 血型屏障的输血配型选择

<table>
<tr><th rowspan="3">受者</th><th rowspan="3">供者</th><th colspan="2">Ⅰ期</th><th colspan="4">Ⅱ期</th><th colspan="5">Ⅲ期</th></tr>
<tr><th rowspan="2">所有血液制品输注</th><th rowspan="2">红细胞输注</th><th colspan="2">血小板输注</th><th colspan="2">血浆输注</th><th rowspan="2">红细胞输注</th><th colspan="2">血小板输注</th><th colspan="2">血浆输注</th></tr>
<tr><th>首选</th><th>次选</th><th>首选</th><th>次选</th><th>首选</th><th>次选</th><th>首选</th><th>次选</th></tr>
<tr><td colspan="13">主侧 ABO 血型不合</td></tr>
<tr><td>O</td><td>A</td><td>受者型</td><td>O</td><td>A</td><td>AB，B，O</td><td>A</td><td>AB</td><td>供者型</td><td>A</td><td>AB，B，O</td><td>A</td><td>AB</td></tr>
<tr><td>O</td><td>B</td><td>受者型</td><td>O</td><td>B</td><td>AB，A，O</td><td>B</td><td>AB</td><td>供者型</td><td>B</td><td>AB，A，O</td><td>B</td><td>AB</td></tr>
<tr><td>O</td><td>AB</td><td>受者型</td><td>O</td><td>AB</td><td>A，B，O</td><td>AB</td><td>—</td><td>供者型</td><td>AB</td><td>A，B，O</td><td>AB</td><td>—</td></tr>
<tr><td>A</td><td>AB</td><td>受者型</td><td>A</td><td>AB</td><td>A，B，O</td><td>AB</td><td>—</td><td>供者型</td><td>AB</td><td>A，B，O</td><td>AB</td><td>—</td></tr>
<tr><td>B</td><td>AB</td><td>受者型</td><td>B</td><td>AB</td><td>B，A，O</td><td>AB</td><td>—</td><td>供者型</td><td>AB</td><td>B，A，O</td><td>AB</td><td>—</td></tr>
</table>

续表6－5

<table>
<tr><th rowspan="3">受者</th><th rowspan="3">供者</th><th colspan="2">Ⅰ期</th><th colspan="4">Ⅱ期</th><th colspan="5">Ⅲ期</th></tr>
<tr><th rowspan="2">所有血液制品输注</th><th rowspan="2">红细胞输注</th><th colspan="2">血小板输注</th><th colspan="2">血浆输注</th><th rowspan="2">红细胞输注</th><th colspan="2">血小板输注</th><th colspan="2">血浆输注</th></tr>
<tr><th>首选</th><th>次选</th><th>首选</th><th>次选</th><th>首选</th><th>次选</th><th>首选</th><th>次选</th></tr>
<tr><td colspan="13">次侧 ABO 血型不合</td></tr>
<tr><td>A</td><td>O</td><td>受者型</td><td>O</td><td>A</td><td>AB，B，O</td><td>A</td><td>AB</td><td>供者型</td><td>A</td><td>AB，B，O</td><td>A</td><td>AB</td></tr>
<tr><td>B</td><td>O</td><td>受者型</td><td>O</td><td>B</td><td>AB，A，O</td><td>B</td><td>AB</td><td>供者型</td><td>B</td><td>AB，B，O</td><td>B</td><td>AB</td></tr>
<tr><td>AB</td><td>O</td><td>受者型</td><td>O</td><td>AB</td><td>A，B，O</td><td>AB</td><td>—</td><td>供者型</td><td>AB</td><td>A，B，O</td><td>AB</td><td>—</td></tr>
<tr><td>AB</td><td>A</td><td>受者型</td><td>A</td><td>AB</td><td>A，B，O</td><td>AB</td><td>—</td><td>供者型</td><td>AB</td><td>A，B，O</td><td>AB</td><td>—</td></tr>
<tr><td>AB</td><td>B</td><td>受者型</td><td>B</td><td>AB</td><td>B，A，O</td><td>AB</td><td>—</td><td>供者型</td><td>AB</td><td>B，A，O</td><td>AB</td><td>—</td></tr>
<tr><td colspan="13">双向 ABO 血型不合</td></tr>
<tr><td>A</td><td>B</td><td>受者型</td><td>O</td><td>AB</td><td>B，A，O</td><td>AB</td><td>—</td><td>供者型</td><td>AB</td><td>B，A，O</td><td>AB</td><td>—</td></tr>
<tr><td>B</td><td>A</td><td>受者型</td><td>O</td><td>AB</td><td>O，A，B</td><td>AB</td><td>—</td><td>供者型</td><td>AB</td><td>A，B，O</td><td>AB</td><td>—</td></tr>
</table>

（4）宜使用辐照后 24 小时内的辐照血液。

（二）新生儿红细胞输注

由于新生儿造血系统、循环系统、免疫系统及其他各系统发育尚不成熟，新生儿输血相关问题已成为临床关注的焦点。红细胞是新生儿最常用的血液成分，特别是对于早产儿，在入住新生儿重症监护病房（NICU）期间，大多数极低出生体重（ELBW）新生儿至少接受了 1 次红细胞输注。对于新生儿红细胞输注，始终缺乏最佳的阈值。

1．新生儿贫血

1）早产儿尤其是低出生体重早产儿贫血很常见。除了早产儿自身的原因外，医源性失血是导致其贫血的重要原因。应采取积极措施，减少早产儿医源性失血，记录和监控医源性失血量。

2）宜根据早产儿的健康状况，包括胎龄、出生日（周）龄、心肺功能、大脑和内脏血液循环的血氧状况、失血（包括医源性失血）状况、其他疾病等，综合分析和权衡贫血的危害、输血的益处及潜在风险，审慎选用适宜的红细胞输注阈值。

3）对于极低出生体重新生儿贫血，宜遵守第 2）条输血指导原则，结合表 6－6 建议的红细胞输注阈值，选用适宜的红细胞输注阈值。

表 6-6 极低出生体重新生儿贫血红细胞输注阈值

出生日龄（天）	严紧输注阈值				宽松输注阈值			
	危重[a]		非危重		危重[a]		非危重	
	Hb（g/L）	Hct（%）	Hb（g/L）	Hct（%）	Hb（g/L）	Hct（%）	Hb（g/L）	Hct（%）
≤7	115	34	95	28	140	41	120	35
8～21	100	30	80	24	125	37	105	31
＞21	90	27	70	21	115	34	95	28

[a]危重包括以下病情：有创机械通气；持续正压通气，吸入氧浓度＞0.25，持续时间＞12h/d；需要治疗的动脉导管未闭；即使已使用甲基黄嘌呤类药品和持续正压通气，患儿在 24 小时内依然出现需要刺激才能缓解的呼吸暂停＞6 次，或者低氧发作＞4 次（SpO_2＜60%）；急性脓毒症或坏死性小肠结肠炎，出现循环衰竭，需要强心和（或）升压支持治疗。

4）对于接受大手术或存在大出血（估计失血量＞10%患儿血容量）、原因不明的乳酸酸中毒（动脉血乳酸≥4mmol/L）等危急病情的新生儿，可采用更宽松的红细胞输注阈值。

5）其他新生儿贫血，宜遵守第 2）条输血指导原则，采用比极低出生体重新生儿贫血更为严谨的红细胞输注阈值。

2. 新生儿溶血病

新生儿溶血病是由于母婴 ABO 血型不合或 Rh 血型不合引起抗原抗体免疫反应，从而导致红细胞大量破坏的疾病。溶血病新生儿出生时即有明显溶血性贫血的临床表现，如面色苍白、水肿、黄疸、肝大、脾大等，除给予监护、光疗、纠正酸中毒、输注白蛋白等处理外，换血是治疗新生儿严重溶血病的重要方法。换血的目的是去除体内血液循环中的抗体和已被抗体致敏的患儿红细胞以减轻溶血；去除体内过高的间接胆红素，使之降至安全水平，防止胆红素脑病（核黄疸），纠正贫血。

1）对于晚期早产（出生胎龄≥35 周）和足月产的溶血病新生儿，宜根据新生儿具体病情，结合表 6-7 建议的换血血清总胆红素（TSB）阈值，做出是否需要换血的判断。

表 6－7　晚期早产（出生胎龄≥35 周）或足月产溶血病新生儿换血 TSB 阈值

病情[a]	TSB 阈值（μmol/L）				
	出生时间 ＜24 小时	出生时间 24～48 小时	出生时间 49～72 小时	出生时间 73～96 小时	出生时间 ＞96 小时
高危	257	291	316	325	325
中危	282	325	359	385	385
低危	325	376	410	428	428

[a] 根据出生胎龄和是否存在高危因素将病情严重程度分为以下 3 级。

高危：出生胎龄 35 周～37^{+6} 周且存在高危因素。

中危：出生胎龄≥38 周且存在高危因素，或出生胎龄 35 周～37^{+6} 周，且一般情况好。

低危：出生胎龄≥38 周，且一般情况好。

高危因素是指存在同种免疫性溶血、G－6－PD 缺乏、窒息、明显嗜睡、体温不稳定、败血症、酸中毒中任何 1 种情况。

2）对于低出生体重（＜2500g）的溶血病新生儿，宜根据新生儿具体病情，结合表 6－8 建议的换血 TSB 阈值，做出是否需要换血的判断。

表 6－8　低出生体重溶血病新生儿换血 TSB 阈值

出生体重（g）	TSB 阈值（μmol/L）				
	出生时间 ＜24 小时	出生时间 24～48 小时	出生时间 49～72 小时	出生时间 73～96 小时	出生时间 ＞96 小时
＜1000	137	171	205	205	257
1000～1249	171	205	257	257	308
1250～1999	171	205	257	257	308
2000～2299	205	257	308	342	342
2300～2499	205	308	342	376	393

3）对于已出现急性胆红素脑病临床表现的患儿，即使其 TSB 水平未达到换血阈值，或者在准备换血期间其 TSB 水平已明显下降，也宜尽快实施换血。

4）在准备换血的同时，宜先给予患儿强光疗 4～6 小时，如果患儿 TSB 水平未下降甚至持续上升，宜尽快实施换血。

5）用于患儿换血的血液宜符合以下建议：

（1）对于 ABO 血型不合导致的新生儿溶血病，宜选用以 O 型红细胞和

AB 型新鲜冰冻血浆（FFP）组合的血液。

（2）对于 Rh 血型不合导致的新生儿溶血病，宜选用以 ABO 血型与新生儿相同、Rh 血型与患儿生母相同的红细胞和 AB 型 FFP 组合的血液。

（3）组合血液的血细胞比容宜为 0.50～0.60。

6）换血量宜为患儿自身血容量的 2 倍（150～180mL/kg）。红细胞悬液与血浆输注容量比例为 2∶1，换血时间控制在 90～120 分钟。

7）对于新生儿换血，宜使用保存时间<7 天的新鲜红细胞。

（三）急性大量出血、创伤、危重症患儿红细胞输注

1. 急性大量出血及失血性休克

1）急性大量失血：

（1）24 小时内输血量超过患儿总血容量；

（2）输血支持每分钟超过患儿总血容量的 10%；

（3）3 小时内输血量超过患儿总血容量的 50%。年龄越小的患儿，失血对循环的影响就越大，越要引起临床医生的高度警惕。

2）失血性休克：

（1）宜根据患儿失血性休克的救治需求，制订失血性休克患儿血液管理方案。

（2）对于失血性休克患儿，在获得实验室检查结果前宜考虑早期输注 FFP 和血小板。

对于非创伤性失血性休克患儿，红细胞和 FFP 的输注容量比例宜为 2∶1，如红细胞 40mL/kg、FFP 20mL/kg。

对于创伤性失血性休克患儿，红细胞和 FFP 的输注容量比例宜为 1∶1，如红细胞 20mL/kg、FFP 20mL/kg。

患儿初始复苏后如果仍然持续存在活动性出血，宜考虑输注血小板和冷沉淀凝血因子，其剂量为每输注 40mL/kg 红细胞后，输注血小板 15～20mL/kg 和冷沉淀凝血因子 10mL/kg。如有必要，可按照该比例重复输注血液成分，直至出血得到控制。

一旦获得患儿实验室检查结果，宜根据检查结果调整血液成分输注比例。输血治疗目标为 Hb>80g/L、纤维蛋白原（Fib）>1.5g/L、凝血酶原时间（PT）<参考区间中点值的 1.5 倍、血小板计数（PLT）$>75\times10^9$/L。

在复苏过程中宜密切监测复苏是否适宜和是否存在循环超负荷。大量失血患儿（体重<50kg）输血方案见图 6－1。

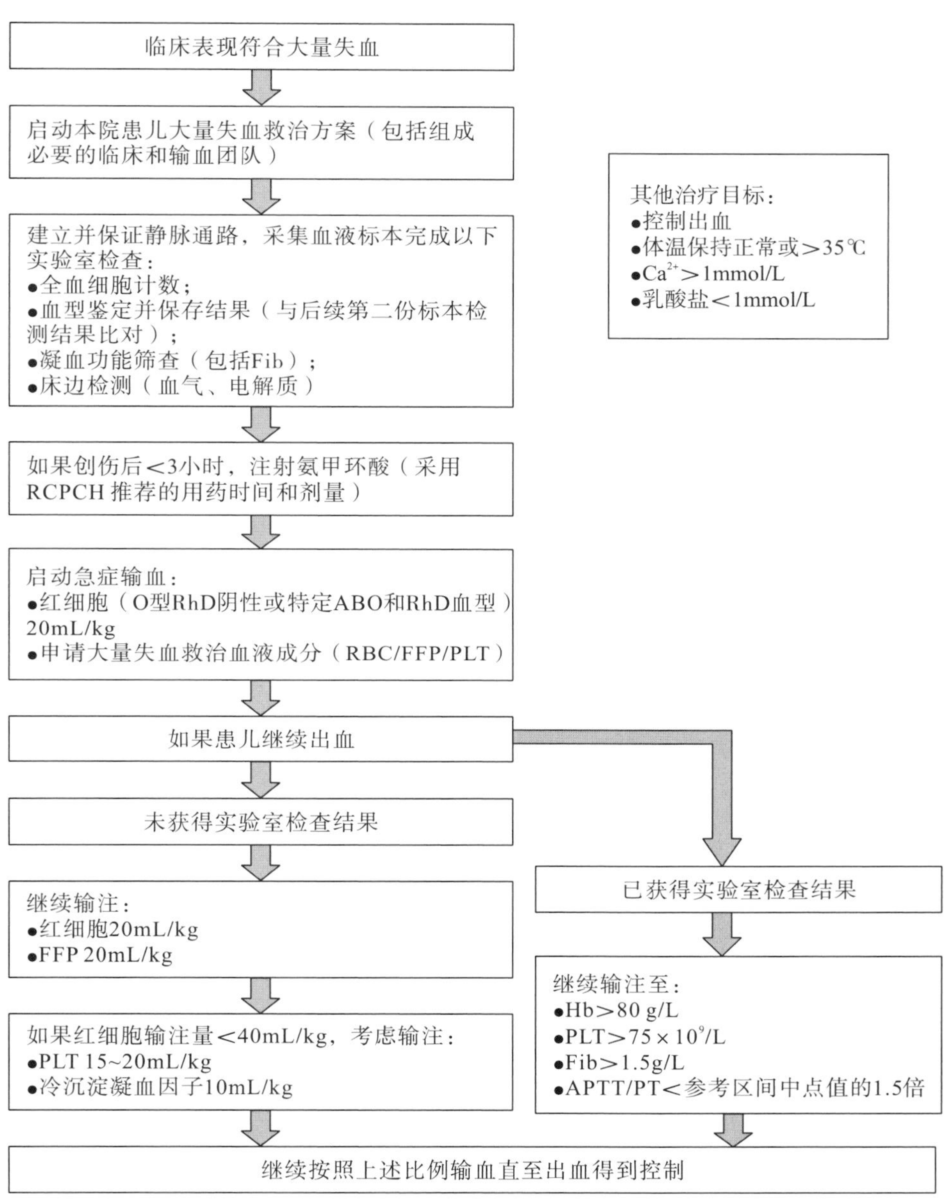

RCPCH，英国皇家儿科及儿童健康学院；APPT，活化部分凝血活酶时间。

图 6－1 大量失血患儿（体重<50kg）输血方案

注：本图仅为大量失血输血相关管理方案的示例，需要结合医院的复苏、外科和创伤现行标准制定本地指南。本方案可适用新生儿。体重>50kg 的患儿宜采用成人救治方案。

2. 危重症

危重症患儿生命体征不稳定，病情变化快，两个以上的器官系统功能不稳定、减退或衰竭，可能会危及患儿生命。

1）一般危重症。

（1）对于危重症或有出现危重症风险的患儿，Hb<50g/L 时应给予红细胞输注。

（2）对于危重症或有出现危重症风险的患儿，Hb 50～70g/L 时宜结合具体病情考虑是否给予红细胞输注。

（3）对于危重症或有出现危重症风险、血流动力学稳定的患儿，Hb>70g/L 时不宜给予红细胞输注。

（4）对于危重症或有出现危重症风险、血流动力学不稳定的患儿，宜适当提高红细胞输注阈值。

2）伴有呼吸衰竭的危重症。

（1）呼吸衰竭危重症患儿，Hb<50g/L 时宜给予红细胞输注。

（2）呼吸衰竭危重症患儿，Hb 50～70g/L 时宜结合患儿具体病情考虑红细胞输注。

（3）无严重急性低氧血症、慢性发绀或溶血性贫血，血流动力学稳定的患儿，Hb>70g/L 时不宜给予红细胞输注。

3）脓毒症休克。

血流动力学稳定的脓毒症休克患儿，红细胞输注阈值宜为 Hb<70g/L。

3. 体外膜肺氧合（ECMO）

宜将患儿血液指标维持在以下水平：①血细胞比容 0.30～0.40；②PLT>80×10^9/L；③Fib 1.0～1.5g/L。

（四）心功能不全患儿红细胞输注

1. 心脏手术

1）术前患儿血液管理措施。

（1）术前宜详细询问患儿病史，进行体格检查，评估患儿凝血功能障碍和贫血风险。

（2）宜积极治疗术前缺铁性贫血。不宜常规使用促红细胞生成素纠正术前贫血。

（3）对出血风险高及体外循环时间较长的患儿，宜行血管性血友病检测。必要时加做凝血因子水平检测或血栓弹力图等。

（4）宜详细了解患儿术前用药情况，对术前服用抗凝药物、抗血小板药物和其他可能影响凝血功能药物的患儿，宜根据具体情况采取相应管理措施。

2）术中患儿血液管理措施。

（1）外科精细止血是有效减少失血和输血的关键因素。

（2）对于需要体外循环的患儿，宜预防性使用抗纤溶药物，但不宜使用大剂量方案。

（3）减轻体外循环过程的血液稀释程度对减少异体输血至关重要。在体外循环过程中宜采取以下患儿血液管理措施：

①宜优化体外循环管路，避免血液过度稀释；在体外循环过程中，新生儿血细胞比容宜>0.25，其他患儿血细胞比容宜>0.21；体外循环停机前，新生儿血细胞比容宜>0.33，其他患儿血细胞比容宜>0.25。

②体外循环不宜常规预充 FFP。

③对于术前存在凝血因子缺乏的患儿，如果无相应凝血因子药物可用，且患儿抗凝血酶水平严重低下，体外循环宜预充 FFP。

④采用无血液预充时，宜使用胶体液，有助于维持患儿胶体渗透压和减少异体输血。

⑤宜在体外循环中行传统超滤，或在体外循环后行 5 分钟以上的改良超滤，以提升患儿 Hb 水平。

（4）宜使用术中回收式自体输血。宜用无菌生理盐水（0.9%氯化钠溶液）将体外循环管路中的存留血液进行冲洗、回收，经血液回收机洗涤后回输给患儿。

（5）术中宜采取以下抗凝及监测措施：

①充分的抗凝对保证体外循环期间患儿安全和避免消耗性凝血至关重要。肝素初始剂量宜为 400U/kg，在体外循环过程中宜维持激活全血凝固时间（ACT）>480 秒。对于非抗凝血酶缺乏的肝素耐药患儿，宜追加肝素 100U/kg；对抗凝血酶缺乏的肝素耐药患儿，宜输注抗凝血酶药物或 FFP 10mL/kg。

②在体外循环结束中和肝素时，鱼精蛋白用量与肝素总用量的比例不宜超过 1∶1，首次鱼精蛋白剂量宜为总量的 50%，防止过量的鱼精蛋白抑制患儿凝血和血小板功能。

（6）使用鱼精蛋白拮抗后仍出血较多时，宜使用血栓弹力图评估凝血功能，以指导治疗。

3）术后患儿血液管理措施。

红细胞输注指征如下：

（1）宜结合患儿疾病类型、术后临床症状和体征、实验室检查结果等综合评估是否需要输注红细胞。

（2）对于接受先天性心脏病手术的新生儿，当其术后 Hb＜110g/L 时，宜给予红细胞输注。

（3）对于接受简单畸形心脏病手术的除新生儿以外的其他患儿，当其术后 Hb＜80g/L 时，宜给予红细胞输注。

（4）对于接受复杂畸形心脏病（包括合并心功能不全及肺动脉高压）手术，或者接受姑息性心脏病手术的除新生儿以外的其他患儿，当其术后 Hb ≤100g/L 时，宜给予红细胞输注。

2. 贫血性心功能不全

1）对于贫血导致的心功能不全患儿，需要输血改善组织缺氧状态，Hb ＜50g/L 时宜给予红细胞输注。

2）对于心功能不全、严重贫血、严重感染（如重症肺炎）、严重营养不良的患儿，红细胞输注建议遵循以下原则：

（1）宜小量输注（每次 5mL/kg），慢速输注红细胞的同时或输注前 15 分钟注射适量速效利尿剂（如呋塞米）。

（2）尽量争取用带氧能力强的相对年轻的红细胞。

（3）输血过程中酌情给予小量速效洋地黄制剂（如毛花苷 C、毒毛花苷 K 等）。

（4）给予吸氧。

（5）对于重症肺炎伴心力衰竭患儿更应严格掌握输血指征。

六、红细胞输注注意事项

（一）血容量

血容量是指血细胞容量及血浆容量总和的有效循环血量，通过血常规检查可以发现儿童的血红蛋白、红细胞的数量比正常成人偏高，因此儿童血容量占体重的比例比成人稍高。儿童血容量占体重的 8%～10%，特别是新生儿的血容量约占体重的 10%。儿童血容量与体重通常成正比例关系，若儿童血容量占体重比例＜8％，需警惕是否出现贫血。

根据体重，儿童的血容量：早产儿≤2.5kg，约100mL/kg；新生儿≤4kg，约85mL/kg；婴儿5～9kg，约85mL/kg；年少儿童10～24kg，约75mL/kg；年长儿童25～49kg，约70mL/kg。

（二）冷应激反应

低温可激发新生儿一系列反应：①代谢率升高；②低血糖；③代谢性酸中毒；④可能会导致缺氧、低血压和心搏骤停。新生儿换血治疗时应将血液加温，以预防低体温的危害。此外，如新生儿在接受光疗，输血管路应尽量避免暴露在光疗灯下，以预防溶血。

（三）免疫状态

由于免疫系统不健全，婴幼儿易发生输血相关性移植物抗宿主病（TA－GVHD）。一旦婴幼儿发生输血相关性移植物抗宿主病，其死亡率高达90％。输血前对含细胞的血液成分进行辐照可预防输血相关性移植物抗宿主病。

（四）未成熟的代谢功能

4月龄以下的婴儿大量输注再造全血（红细胞和血浆按比例输注）过程中可能出现酸中毒和（或）低血钙，主要是因其肝功能尚未健全，不能有效地代谢枸橼酸盐。婴儿的肾功能尚未健全，也可能引发这些并发症，与大龄幼儿和儿童相比，婴儿肾小球滤过率低，浓缩能力差，难以排泄过量的钾离子、钙离子和酸性代谢产物。此外，出生后3天内的婴儿与3天以上的婴儿相比，甲状旁腺激素的分泌对低钙刺激不敏感，因而在全血置换过程中枸橼酸盐可导致钙离子水平降低，需要注意。

七、不同疾病红细胞输注剂量、速度及时限

不同疾病红细胞输注剂量、速度及时限见表6－9。

表 6-9 不同疾病红细胞输注剂量、速度及时限

疾病	输注剂量	用法	输注速度	输注时限
再生障碍性贫血	每次 5～10mL/kg	静脉输血	2～6mL/（kg·h）或 10 滴/分钟	一般每袋红细胞输注时间<4 小时
输血依赖型地中海贫血	每次 10～15mL/kg；对伴严重营养不良和（或）心肺功能不全者，剂量减半	静脉输血	0.5～1.5mL/min；对伴严重营养不良和（或）心肺功能不全者，输注速度减慢至 0.25～0.75mL/min	一般每袋红细胞输注时间<4 小时
非输血依赖型地中海贫血	每次 10～15mL/kg	静脉输血	5～10mL/（kg·h）	一般每袋红细胞输注时间<4 小时
新生儿贫血	每次 5～10mL/kg	静脉输血	8～10 滴/分钟	一般每袋红细胞输注时间<4 小时
新生儿溶血病	患儿自身血容量的 2 倍（150～180mL/kg），红细胞悬液与血浆输注容量比例为 2∶1	换血	2～4mL/（kg·min），在无菌操作下经外周动静脉同步均匀换血	换血时间 90～120 分钟
自身免疫性溶血性贫血	3～5mL/kg	静脉输血	8～10 滴/分钟	一般每袋红细胞输注时间<4 小时
缺铁性贫血	Hb<30g/L 者，应采用等量换血方法；Hb 30～60g/L 者，每次可输注红细胞 4～6mL/kg	静脉输血	10～15 滴/分钟	一般每袋红细胞输注时间<4 小时
失血性休克	非创伤性失血性休克患儿，红细胞和 FFP 的输注容量比例宜为 2∶1（红细胞 40mL/kg、FFP 20mL/kg）。创伤性失血性休克患儿，红细胞和 FFP 的输注容量比例宜为 1∶1（红细胞 20mL/kg、FFP 20mL/kg）	静脉输血	应迅速足量输入，必要时可插管至中心静脉加压推注血液	一般每袋红细胞输注时间<4 小时

续表6－9

疾病	输注剂量	用法	输注速度	输注时限
心脏手术	每次 5～10mL/kg	静脉输血	0.25～0.75mL/min	一般每袋红细胞输注时间<4 小时
贫血性心功能不全	每次 5mL/kg	静脉输血	0.25～0.75mL/min	一般每袋红细胞输注时间<4 小时

第二节　血小板输注

血小板常用于预防或治疗因血小板数量减少或功能异常引起的出血或出血倾向。常用血小板种类包括单采血小板、浓缩血小板、混合浓缩血小板。血小板减少症是早产儿和儿童常见的凝血功能异常。血小板减少症的原因包括血小板生成减少、血小板破坏增加、血小板分布异常和（或）大量输血后的血小板稀释。血小板破坏增加是最常见的原因，通常与患儿各种自限性疾病相关。

一、血小板的结构和生理功能

血小板是骨髓中巨核细胞细胞质脱落下来的小块，故无细胞核，表面有完整的细胞膜。血小板直径为 2～4μm，呈双凸圆盘状，易受机械、化学刺激，此时便伸出突起，呈不规则形。电镜下血小板的膜表面有糖衣，能吸附血浆蛋白和凝血因子。

血小板的主要功能是凝血和止血，修补破损的血管。血小板膜表面糖衣能吸附血浆蛋白和凝血因子Ⅲ，血小板颗粒内含有与凝血有关的物质。当血管受损或破裂时，血小板受刺激，由静止相变为功能相，迅即发生变形，表面黏度增大，凝聚成团；同时在凝血因子Ⅲ的作用下，血浆内的凝血酶原变为凝血酶，后者又催化纤维蛋白原变成丝状的纤维蛋白，与血细胞共同形成凝血块止血。血小板颗粒物质的释放，则进一步促进止血和凝血。血小板还有保护血管内皮、参与内皮损伤修复、防止动脉粥样硬化的作用。

二、血小板输注指征和禁忌证

（一）血小板输注指征

治疗或预防因血小板数量减少或功能异常而引起的出血或出血倾向。

英国血液学标准委员会（British Committee for Standards in Hematology，BCSH）于2017年2月发布的《血小板输注指南》提出治疗性和预防性血小板输注的分类依据修订的WHO出血分级标准（表6－10），其推荐出血等级为1级的患儿进行预防性血小板输注，而对出血等级为2级及以上的患儿进行治疗性血小板输注。

表6－10　修订的WHO出血分级标准

出血等级	出血类型
1级	淤点、淤斑，稀疏、分散分布
	口咽、鼻出血时间<30分钟
2级	消化道、呼吸道、肌肉骨骼或软组织出血，未引起血流动力学紊乱，在24小时内不需要输注红细胞
	口咽、鼻出血时间>30分钟
	有症状的口腔黏膜血疱
	弥散分布的淤点或淤斑
	血尿
	侵入性操作或手术部位异常渗血
	非月经期的阴道出血
	浆膜腔出血
	视网膜出血
3级	需要红细胞输注的出血（尤其是发生在24小时内），但未出现血流动力学紊乱
	严重的浆膜腔出血
	CT发现的无症状性颅内出血

续表6－10

出血等级	出血类型
4 级	视网膜出血和视野缺损
	有症状的非致命性脑出血
	有血流动力学紊乱（低血压，收缩压或舒张压降低>30mmHg）的出血
	任何原因引起的致命性出血

（二）血小板输注禁忌证

血小板输注禁忌证：与血小板数量减少或功能异常无关的出血、免疫性血小板减少症（ITP）、血栓性血小板减少性紫癜（TTP）或肝素诱导的血小板减少症（HIT），除非出血危及生命。

三、儿科血小板输注指征

血小板输注是针对血小板减少症患儿最快速和有效的治疗方法之一，能够在短期内提升外周血血小板水平，预防或治疗出血。对于血小板输注的时机，当患儿存在明显的出血倾向，或血小板计数（PLT）$<10\times10^9/L$，或 PLT$<20\times10^9/L$ 且伴有发热时，需要进行预防性血小板输注。2014 年美国血库协会（American Association of Blood Banks，AABB）发布的《临床实践指南：血小板输注指南》建议预防性血小板输注的阈值为患儿外周血 PLT$<10\times10^9/L$；而治疗性血小板输注仅推荐用于患儿存在明显的出血症状，或预期将实施侵入性操作时。如进行颅脑手术，要求 PLT$\geqslant100\times10^9/L$；如实施侵入性操作或手术，推荐 PLT$\geqslant50\times10^9/L$；如实施骨髓穿刺活检和导管拔除术，建议 PLT$\geqslant20\times10^9/L$，方可实施。

（一）一般原则

（1）PLT$>50\times10^9/L$，可不输注；倘若存在血小板功能异常伴有明显出血，可输注。

（2）$10\times10^9/L<$PLT$<50\times10^9/L$，伴有明显出血，应输注。

（3）PLT$\leqslant10\times10^9/L$，应立即输注。

（二）新生儿和婴幼儿血小板输注指征

新生儿和婴幼儿血小板输注指征见表 6－11。

表 6－11 新生儿和婴幼儿血小板输注指征

伴有血小板减少症	不伴血小板减少症
1. PLT＜10×10^9/L 伴血小板生成障碍	1. 与血小板功能相关的活动性出血
2. 新生儿 PLT＜30×10^9/L 伴血小板生成障碍	2. 进行体外循环手术患儿发生不明原因的失血过多
3. 稳定早产儿 PLT＜50×10^9/L	3. 进行 ECMO 治疗的患儿
• 伴活动性出血	• PLT＜100×10^9/L
• 侵入性操作之前伴血小板生成障碍	• PLT 较高但有出血
4. 患病早产儿 PLT＜100×10^9/L	
• 伴活动性出血	
• DIC 患儿在进行侵入性操作前	

注：DIC，弥散性血管内凝血；ECMO，体外膜肺氧合。

（三）手术及创伤患儿血小板输注指征

对于血小板数量或质量异常的患儿，常常通过输注血小板预防或治疗出血。①PLT＞100×10^9/L，可以不输注。②PLT＜50×10^9/L，应考虑输注，使其升至 50×10^9L 以上才可实施手术。③PLT（50～100）$\times10^9$/L，应根据是否有自发性出血或伤口渗血决定。④通常实施头颅及眼部手术，要求患儿 PLT＞100×10^9/L；实施椎管内麻醉手术，要求患儿 PLT＞80×10^9/L；中心静脉导管置入要求患儿 PLT＞20×10^9/L。

若 PLT 正常而功能障碍，即手术中或疾病诊治过程中出现不可控渗血，确定是由血小板功能障碍所致，不管其计数是否正常，均应立即实施血小板输注治疗。

AABB 发布了关于预防性血小板输注的建议，并给予不同等级推荐；同时强调这些建议是为个体化临床输血决策提供有效参考，而不是严格的规范，建议内容如下：①建议 PLT≤10×10^9/L 的低增生性血小板减少症住院患儿预防性输注血小板，以降低自发性出血风险，输注剂量为 1 个治疗量浓缩血小板或同等剂量的单采血小板。②建议对 PLT＜20×10^9/L 且择期中心静脉置管的患儿预防性输注血小板（推荐等级：普通推荐，低质量证据）。③建议对 PLT＜50×10^9/L 且择期诊断性腰椎穿刺的患儿预防性输注血小板。④建议对 PLT＜50×10^9/L 且择期非神经外科重要手术患儿预防性输注血小板。⑤对接受体外循环心脏手术者，如无血小板减少症，不需常规预防性输注血小板。对存在血小板减少和（或）有血小板功能异常证据，发生围手术期出血的体外循环心脏手术患儿，建议输注血小板。

必须指出的是，任何指南都不是血小板输注的唯一标准，而是为临床治疗决策提供可参考的推荐意见。临床应基于患儿的体重、脾功能、是否存在增加血小板消耗的因素（如发热、感染、血栓形成等）、是否出血、是否使用抗凝及抗血小板药物等情况进行综合分析，制订个体化血小板输注治疗方案，并在输注后进行监测评估，及时调整输注剂量及方案。

四、常见疾病患儿的血小板输注

（一）血液病患儿血小板输注

1．再生障碍性贫血

1）宜根据患儿具体病情选用适宜的血小板输注阈值。

（1）对于病情稳定的患儿，宜选择 PLT＜10×10^9/L 为血小板输注阈值。

（2）对于存在发热、感染、明显出血或正在接受抗胸腺细胞球蛋白治疗的患儿，宜选择 PLT＜20×10^9/L 为血小板输注阈值。

2）输注剂量及用法：每 10kg 体重输入血小板 1～2U（400mL 全血分离，预计可以提高 PLT50×10^9/L），尽可能输注单采血小板。输入的血小板存活期为 2～5 天，应当每 1～2 天输注 1 次，直至出血停止或 PLT 上升。应选用 ABO 血型相同的血小板。

2．急性白血病和骨髓增生异常综合征

1）PLT＜10×10^9/L，宜给予预防性血小板输注；存在明显出血、发热、高白细胞血症、PLT 快速下降、凝血功能异常（如急性早幼粒细胞白血病）等时，宜适当提高血小板输注阈值。

2）对于拟接受大型侵入性操作或手术的患儿，宜选择 PLT（40～50）$\times10^9$/L 为血小板输注阈值。

3）对于拟接受小型侵入性操作（如骨髓穿刺活检和中心静脉置管拔除）的患儿，宜维持 PLT>20×10^9/L。

3. 急性早幼粒细胞白血病

无论 PLT 为多少，存在凝血功能障碍都可能增加出血的风险，出血患儿 PLT 至少应保持在 20×10^9/L。

4. 肿瘤疾病

对于肿瘤局部浸润有出血风险的患儿，PLT<20×10^9/L 时，宜给予血小板输注。

5. HSCT 患儿输血

1）血小板输注阈值：患儿 PLT<10×10^9/L 时，即使没有出血危险因素，也宜给予预防性血小板输注。存在其他出血危险因素（如感染、使用抗生素或存在其他止凝血功能异常）时，宜适当提高血小板输注阈值。

2）血液成分的选择：详见“红细胞输注”相关内容。

6. 免疫性血小板减少症

免疫性血小板减少症（immune thrombocytopenic purpura，ITP）既往又称特发性血小板减少性紫癜（idiopathic thrombocytopenic purpura，ITP），是儿童最常见的出血性疾病。其主要临床特征表现是皮肤、黏膜自发性出血，血小板减少，束臂试验阳性，出血时间延长和血块收缩不良。

1）因患儿血液循环中含有大量抗血小板抗体，输入的血小板很快被破坏，通常不主张输注血小板治疗。

2）不宜给予预防性血小板输注。患儿出现明显出血和（或）急需行侵入性操作或手术且其他治疗方法无效时，宜根据具体病情评估决定是否给予血小板输注。

3）只有在发生颅内出血或急性内脏大出血危及生命时才输注血小板，并需同时给予肾上腺皮质激素，以减少输入血小板的破坏。

7. 血栓性血小板减少性紫癜

1）宜尽快为患儿实施血浆置换。无法为其实施血浆置换时，可输注 FFP。

2）不宜输注血小板，在发生危及生命的出血时才考虑输注血小板。

8. 心脏手术

心脏手术后血小板输注指征：体外循环结束中和肝素后，患儿出血较多，PLT<100×10^9/L 时，宜给予血小板输注。宜及时评估患儿的血小板功能，当血小板功能低下时，宜适当提高血小板输注阈值。

9. 急性脑创伤

拟接受神经外科手术患儿的血小板输注阈值：新生儿宜为 PLT＜100×10^9/L，其他儿童宜为 PLT（75～100）$\times10^9$/L。

10. 危重症

对于侵入性操作和治疗性血小板输注通常需要更高的血小板输注阈值。大龄患儿血小板输注指征见表 6－12。

表 6－12 大龄患儿血小板输注指征

PLT（$\times10^9$/L）	血小板输注指征
＜10	无论有无出血表现（除 ITP、TTP、溶血尿毒综合征、HIT 外）
＜20	重症黏膜炎
	败血症
	没有出血临床表现但实验室检测显示 DIC*
	抗凝治疗
	肿瘤局部浸润致出血风险
	非套管的中央静脉管路插管
＜40	做腰椎穿刺前**
＜50	中度出血（如胃肠道出血），包括 DIC 相关出血
	手术（包括关键部位小手术，其他小手术除外）
	包括有套管的中央静脉管路插管
＜80	体外膜肺氧合（ECMO）
＜75～100	重度出血或者明显的术后出血（如心脏手术后）
	关键部位（中枢神经系统和眼部）手术

*没有临床输血指征时不提倡常规做标准凝血功能筛查，DIC 的结果见实验室检查。**病情不稳定、非急性淋巴细胞白血病（ALL）患儿做腰椎穿刺之前，或者给新诊断的 ALL 患儿首次做腰椎穿刺之前，可输注血小板将 PLT 提高（如 50×10^9/L），以避免出血和脑脊液受到血细胞污染；病情稳定的 ALL 患儿可在 PLT 较低（$\leqslant20\times10^9$/L）的情况下做腰椎穿刺。以上做法强调考虑病情和患儿因素的重要性。

11. 弥散性血管内凝血

1）对于非出血患儿，不宜给予预防性血小板输注。

2）对于出血患儿，PLT＜50×10^9/L，宜给予血小板输注。

3）血小板输注剂量：对于年龄较大的儿童，推荐输注剂量为 4～5U 血小板；对于年龄较小儿童或体重小于 30kg 的儿童，推荐输注剂量为 10～

15mL/kg。

12. 紧急抢救时ABO血型不相同血小板输注

1）血小板输注应首选ABO和RhD血型同型血小板，由于血小板供应有限、保存期短和血小板输注的不确定性等因素，在临床输血实践中，可以接受ABO血型不合的血小板输注。

2）输注ABO血型不合血小板时，建议使用单采血小板。

3）儿童输注ABO血型不合单采血小板时，推荐采用表6－13建议的血型选择原则。

表6－13 儿童输注ABO血型不合单采血小板的选择原则

受血者血型	选择顺序	单采血小板血型	
		年龄较大儿童（≥6岁）	年龄较小儿童（<6岁）
O型	首选	O型	O型
	次选	A型	A型、B型或AB型
A型	首选	A型	A型
	次选	O型	AB型
B型	首选	B型	B型
	次选	A型或O型	AB型
AB型	首选	AB型	AB型
	次选	A型	A型

（二）新生儿血小板输注

1. 新生儿血小板减少性紫癜

新生儿时期，由血小板生成减少和（或）破坏增加所致的新生儿紫癜，称为新生儿血小板减少性紫癜（NTP）。其特征是皮肤广泛性淤点、淤斑，甚至出现胃肠道出血和颅内出血等，临床检查见血小板减少、毛细血管脆性试验阳性、出血时间延长和血块收缩时间延长且不完全，而凝血时间在正常范围。免疫因素（同族免疫和自身免疫）是引起新生儿血小板减少性紫癜的最主要高危因素。

根据导致新生儿血小板减少性紫癜的病因进行治疗。如PLT在30×10^9/L以上、出血不严重，可不做特殊治疗，因同种免疫性血小板减少性紫癜为自限性疾病，数天或1～2周可自行恢复；如PLT≤30×10^9/L，应立即输注血小板，以防发生颅内出血和肺出血等；当PLT在（30～50）$\times10^9$/L

并有明显出血时，也应及时输注血小板。

2. 先天性血小板减少症

先天性血小板减少症是遗传性血小板异常性疾病，表现为血小板数量减少，并往往伴有血小板功能异常。患儿出生后有不同程度的出血倾向，并有血小板减少症的家族史。根据遗传方式，先天性血小板减少症分为常染色体隐性遗传、常染色体显性遗传和性染色体隐性遗传。

先天性血小板减少症的临床表现：①出生后即出现血小板减少；②长时间内 PLT 稳定；③直系亲属存在该病家族史，如父母、兄弟姐妹等有血小板减少病史；④外周血涂片可见体积巨大或过小的血小板；⑤对 ITP 的常规治疗，如肾上腺糖皮质激素、静脉注射免疫球蛋白等无反应。

血小板输注可用于临床上对非特异性治疗无反应的血小板减少症及血小板功能异常，或威胁生命的重要器官的出血。但由于反复输注血小板可能存在同种免疫反应的风险，故应限制血小板输注。

五、血小板输注注意事项

1）需反复输血的患儿宜选择输注去白细胞单采血小板。

2）先天性或后天性（如肿瘤放化疗后等）免疫功能严重低下的患儿，宜输注辐照或去白细胞单采血小板。

3）HSCT 患儿宜输注人类白细胞抗原（HLA）配合型辐照单采血小板。

4）由免疫因素导致血小板输注无效的患儿，宜输注 HLA 配合型单采血小板；由免疫因素导致血小板输注无效并可能伴危及生命的出血时，在无 HLA 配合型单采血小板的情况下，可适当放宽一次性输注未经 HLA 配型的血小板成分剂量。

（1）血栓性血小板减少性紫癜和肝素诱导的血小板减少症等应慎用血小板成分。

（2）血小板输注后宜及时观察患儿出血改善情况，通过 PLT 增加校正指数（CCI）、血小板回收率（PPR）和（或）血栓弹力图等，实时调整输注剂量。

六、血小板输注剂量、速度及时限

儿科血小板输注剂量、速度及时限要求见表6－14。

表6－14　儿科血小板输注剂量、速度及时限要求

<table>
<tr><th>血液成分</th><th>输注剂量</th><th>输注速度</th><th>输注时限</th><th>PLT增加值（×10⁹/L）</th></tr>
<tr><td>单采血小板</td><td>5～10mL/kg</td><td rowspan="2">以患儿最大耐受速度输注</td><td rowspan="2">1个治疗剂量的单采血小板输注时间应控制在30～60分钟</td><td rowspan="2">30～50</td></tr>
<tr><td>浓缩血小板</td><td>2U/10kg（患儿体重≥10kg）</td></tr>
</table>

注：本表给出的输注剂量和PLT增加值不适用于紧急抢救、大出血、新生儿换血和接受ECMO治疗的患儿。

第三节　血浆输注

血浆常用来补充凝血因子，预防或治疗凝血因子缺乏引起的出血或出血倾向。常用血浆包括新鲜冰冻血浆（FFP）、病毒灭活FFP、单采FFP、冰冻血浆、病毒灭活冰冻血浆、去冷沉淀血浆。

一、血浆的成分和生理功能

血浆是指抗凝全血经离心去除细胞有形成分后的淡黄色液体，含有水、电解质和蛋白质，蛋白质主要是白蛋白、免疫球蛋白、各种凝血因子，此外尚含有激素、酶类、维生素等多种物质，共同发挥运输、调节、维持酸碱平衡、免疫、凝血及抗凝等复杂的生理功能。

二、常见血浆制剂的特点、适应证及禁忌证

常见血浆制剂的特点、适应证及禁忌证见表 6－15。

表 6－15　常见血浆制剂的特点、适应证及禁忌证

<table>
<tr><th>制剂</th><th>特点</th><th>适应证</th><th>禁忌证</th></tr>
<tr><td>FFP</td><td>含有全部的凝血因子</td><td>适用于凝血因子缺乏引起的出血或出血倾向</td><td rowspan="6">不适用于单纯扩充血容量和提高蛋白浓度，也不适用于可通过其他方式（如维生素 K、冷沉淀凝血因子、凝血因子浓缩制剂等）治疗的凝血功能障碍</td></tr>
<tr><td>单采 FFP</td><td>同 FFP</td><td>同 FFP</td></tr>
<tr><td>病毒灭活 FFP</td><td>降低经输血传播疾病的风险，但会损失部分凝血因子，尤其是不稳定凝血因子（Ⅴ和Ⅷ）</td><td>同 FFP，宜增加使用剂量</td></tr>
<tr><td>冰冻血浆</td><td>与 FFP 相比，缺少不稳定凝血因子（Ⅴ和Ⅷ）</td><td>适用于补充稳定的凝血因子</td></tr>
<tr><td>病毒灭活冰冻血浆</td><td>降低经输血传播疾病的风险，但会损失部分凝血因子</td><td>同冰冻血浆，宜增加使用剂量</td></tr>
<tr><td>去冷沉淀血浆</td><td>与 FFP 相比，缺少Ⅷ因子、ⅩⅢ因子、血管性血友病因子、Fib 及纤维结合蛋白等；但白蛋白和其他凝血因子含量与 FFP 相当</td><td>适用于 TTP 患儿的血浆输注或血浆置换</td></tr>
</table>

三、新生儿和大龄儿童血浆输注指征

1）DIC 的支持治疗。

2）血浆置换治疗。

（1）当缺乏单一凝血因子浓缩剂时，如抗凝血酶缺乏、蛋白酶 C 或蛋白 S 缺乏，以及凝血因子Ⅱ、Ⅴ、Ⅹ和Ⅺ缺乏，但不仅限于这些凝血因子。

（2）需要用 FFP 进行治疗性血浆置换时（可选用去冷沉淀血浆，即从 FFP 中去除了冷沉淀后的血浆）。

3）紧急情况下用于逆转华法林作用，如在侵入性操作前有活动出血者。

4）FFP 不用于扩容或加速伤口愈合。

四、常见疾病患儿的血浆输注

（一）出血性疾病患儿的血浆输注

1. DIC

1）与蛋白 C 或蛋白 S 缺乏相关、病因待查的获得性暴发性紫癜（purpura fulminans，PF），宜治疗潜在病因，检测蛋白 C/蛋白 S 水平。FFP 输注可作为一线治疗措施，用法为每 8～12 小时输注 10～20mL/kg。

2）对于凝血酶原时间（PT）和活化部分凝血活酶时间（APTT）延长超过正常上限 1.5 倍的出血患儿，FFP 输注时间应超过 30 分钟，同时严格监测血流动力学状态以避免液体超负荷（因为 DIC 患儿可能需要多次输血）。

3）对于因容量超负荷而无法输注 FFP 的出血患儿，宜考虑输注凝血酶原复合物浓缩物（PCC，含有维生素 K 依赖性凝血因子Ⅱ、Ⅶ、Ⅸ和Ⅹ）。

2. 血友病

1）对于 A 型血友病患儿，宜首选凝血因子Ⅷ药物。无该类药物可用时，可选用冷沉淀凝血因子或 FFP。

2）对于 B 型血友病患儿，宜首选凝血因子Ⅸ药物或凝血酶原复合物药物。无该类药物可用时，可选用 FFP。

3）对于在确诊前急需治疗的疑似血友病患儿，可输注 FFP。

3. 血浆置换

1）血栓性血小板减少性紫癜的血浆置换。

（1）宜尽快为患儿实施血浆置换。无法为其实施血浆置换时，可输注 FFP。

（2）不宜输注血小板。在发生危及生命的出血时可考虑输注血小板。

2）极严重的 AIHA 的血浆置换：如果药物和输血治疗无效，宜为其实施血浆置换。

3）血浆置换治疗方法：每次置换剂量以患儿血浆容量的 1.0～1.5 倍为宜，不建议超过 2 倍。通常建议每 2～3 天置换 1 次，置换量每次 40～

60mL/kg，共3次左右。置换速度从低速开始，逐渐增加，血流量一般为3～5mL/（kg·min），血浆成分分离器的速度为25～30mL/min。每次血浆置换后对患儿病情进行综合评估分析是否需继续行血浆置换治疗。

（二）新生儿血浆输注

出现以下任何一种情况时，宜给予血浆输注：①出现活动性出血和明显的凝血功能异常；②有明显凝血功能障碍且必须行侵入性操作；③先天性凝血因子缺乏且无特异性凝血因子可用时。

（三）心脏手术患儿血浆输注

术后患儿FFP输注指征：①患儿发生出血且PT和（或）APTT＞参考区间中点值的1.5倍；②国际标准化比值（INR）＞1.5，或血栓弹力图提示患儿存在凝血因子缺乏时。

（四）失血性休克患儿血浆输注

详见“红细胞输注”相关内容。

（五）危重症患儿血浆输注

1）对于凝血因子缺乏引起的出血：如严重肝疾病、大量输血、心脏手术、烧创伤等患儿，宜输注FFP。

2）紧急情况下用于逆转华法林作用：如患儿在接受侵入性操作前有活动性出血，宜输注FFP。

五、血浆输注注意事项

1）血浆存放于－20℃，使用前于37℃恒温水浴中解冻，温度过高会影响凝血因子活性及导致血浆蛋白变性，温度过低会导致血浆中的Fib析出。

2）融化后的血浆必须在4～6小时内使用，不能再重新冰冻保存，暂时不输注可放入4℃冰箱暂存。

3）一些患儿输注血浆会发生过敏反应（轻度过敏反应发生率为1％～3％），此类患儿应避免再次输注，或在查明过敏原因的前提下，选择性输注特定种类血浆。

4）严重心肾功能不全者要慎重选择输注指征，一方面输入血浆会加重循环负荷，另一方面对于肾衰竭患儿血浆蛋白会造成负担。

5）FFP 是最常见的与输血相关急性肺损伤相关的血液制品，FFP 输注引发此类疾病的风险比输注红细胞高 6.9 倍。

6）凝血因子严重缺乏的患儿在反复输注 FFP 后，血液中可能出现抗体或抑制物。

六、血浆输注剂量、速度及时限

不同治疗方法的血浆输注剂量、速度及时限见表 6－16。

表 6－16　不同治疗方法的血浆输注剂量、速度及时限

治疗方法	输注剂量	用法	输注速度	输注时限
出血性疾病或凝血因子缺乏的治疗	10～15mL/kg	静脉输注	8～10 滴/分钟	一般单次输注时间<4 小时
血浆置换	患儿血浆容量的 1.0～1.5 倍为宜	静脉输注	血流量一般为 3～5mL/（kg・min）	一般每小时置换血浆 2000mL
换血治疗	患儿自身血容量的 2 倍（150～180mL/kg），红细胞悬液与血浆输注容量比例为 2∶1	换血	以 2～4mL/（kg・min）的速度在无菌操作下经外周动静脉同步均匀换血	换血时间 90～120 分钟

新生儿和婴幼儿血液成分输注剂量及目标值见表 6－17。

表 6－17　新生儿和婴幼儿血液成分输注剂量及目标值

血液成分	输注剂量	目标值
红细胞	10～15mL/kg	Hb 增加 20～30g/L*
病毒灭活 FFP	10～15mL/kg	凝血因子增加 15%～20%（假设 100%回收率）
血小板（浓缩或单采）	5～10mL/kg	PLT 增加 50×10^{9}/L（假设 100%回收率）#
抗血友病因子冷沉淀物	1～2U/10kg	Fib 增加 60～100mg/dL（假设 100%回收率）

* 预期增加值取决于使用的抗凝保存液：使用柠檬酸盐－磷酸盐－葡萄糖（CPD）和柠檬酸盐－磷酸盐－葡萄糖－腺嘌呤－1（CPDA－1）可提高 30g/L，使用红细胞添加剂（AS）－1、AS－3 和 AS－5 可增加 20g/L。# 假定 50mL 血浆（源自全血采集）中 PLT≥5.5×10^{10}，250～300mL 血浆（单采）中 PLT≥3.0×10^{11}。

第四节　冷沉淀凝血因子输注

冷沉淀凝血因子（以下简称冷沉淀）含有凝血因子Ⅷ、凝血因子ⅩⅢ、血管性血友病因子（vWF）、Fib 和纤维结合蛋白。冷沉淀主要用于治疗因 Fib 数量减少或功能低下（先天性或后天性）或凝血因子ⅩⅢ缺乏所致的疾病。冷沉淀通常与血小板和血浆联合治疗。

一、冷沉淀的定义和生理功能

冷沉淀是指在 1℃～6℃条件下，将 FFP 解冻融化后，分离出来的不易融化的白色絮状沉淀物。冷沉淀的功能为补充凝血因子Ⅷ、凝血因子ⅩⅢ、vWF、Fib 和纤维结合蛋白。

二、冷沉淀的适应证和禁忌证

（一）适应证

1）适用于先天性凝血因子缺乏，如 A 型血友病、血管性血友病患儿。

2）适用于获得性凝血因子缺乏，如患有 DIC 及严重肝病、尿毒症的患儿。

3）适用于纤维结合蛋白含量降低，如严重创伤、烧伤、大手术、重度感染、恶性肿瘤、皮肤溃疡和其他重症疾病引起的纤维结合蛋白含量降低的患儿。

4）适用于先天性或获得性 Fib 缺乏，如严重创伤、烧伤、白血病和肝衰竭致 Fib 缺乏的患儿。

（二）禁忌证

高凝状态和血栓性疾病是冷沉淀输注的禁忌证。

三、新生儿和大龄儿童冷沉淀输注指征

1）低 Fib 血症或 Fib 异常血症，伴活动性出血。

2）低 Fib 血症或 Fib 异常血症，同时接受侵入性操作。

3）凝血因子ⅩⅢ缺乏伴活动性出血或进行侵入性操作，凝血因子ⅩⅢ药物无法获得时。

4）A 型血友病患儿发生出血但固定捐献者的冷沉淀不足时（当重组因子Ⅷ或凝血因子Ⅷ浓缩剂无法获得时）。

5）制备纤维蛋白黏合剂。

6）血友病伴活动性出血，仅当以下情况出现时：

（1）去氨加压素（deamino－D－arginine vasopressin，DDAVP）无法获得、禁用或无效。

（2）病毒灭活凝血因子Ⅷ（含有血管性血友病因子）或重组血管性血友病因子浓缩剂无法获得。

四、常见疾病患儿的冷沉淀输注

1．出血性疾病患儿的冷沉淀输注

1）DIC。

（1）对于 DIC 患儿，通常联合冷沉淀、FFP 和血小板输注治疗。

（2）大量输血或 DIC 伴 Fib<1.0g/L 时，可输注冷沉淀［《全血和成分血使用》（WS/T 623—2018）推荐］。

2）血友病（《儿科输血指南》推荐）。

（1）对于 A 型血友病患儿，宜首选凝血因子Ⅷ药物。无该类药物可用时，可选用冷沉淀或 FFP。

（2）对于 B 型血友病患儿，宜首选凝血因子Ⅸ药物或凝血酶原复合物药物。无该类药物可用时，可选用 FFP。

（3）对于在确诊前急需治疗的疑似血友病患儿，可输注 FFP。

2．心脏手术患儿的冷沉淀输注

术后患儿 Fib 补充适应证：患儿发生出血，且血浆 Fib＜1.5g/L 和（或）存在 Fib 功能低下时，宜输注冷沉淀或 Fib 药物。无冷沉淀或 Fib 药物可用时，可输注 FFP。

3．失血性休克患儿冷沉淀输注

详见“红细胞输注”相关内容。

4．体外膜肺氧合（ECMO）

宜将患儿血液指标维持在以下水平：

1）血细胞比容 0.30～0.40。

2）PLT＞80×10^{9}/L。

3）Fib 1.0～1.5g/L。

5．创伤和大量出血患儿的冷沉淀输注

宜将患儿 Fib 维持在 1.5～2.0g/L。

五、冷沉淀输注注意事项

（1）冷沉淀有剂量依赖性特点，即初次治疗效果较差者，增大剂量重复使用可获得较好的效果。重复使用的剂量应在血栓弹力图和实验室测定 Fib 水平的指导下确定。

（2）冷沉淀存放于－18℃以下，输注前宜在 37℃于 10 分钟内融化，若 37℃仍无法融化则提示 Fib 已转变为纤维蛋白，此时已不能再应用。融化后的冷沉淀在 20℃～24℃保存，应在 6 小时内尽快输注，不能再重新冰冻保存。

（3）为避免 HLA 系统同种免疫反应，应该使用白细胞过滤器滤除白细胞。

（4）应注意预防冷沉淀输注引起的过敏反应。

（5）冷沉淀制剂中含有大量 Fib 和其他蛋白，在大剂量输注时可能会导致患儿血浆中 Fib 含量过高而发生血栓栓塞，应保持警惕。

（6）冷沉淀输注可能会引起的输血不良反应包括过敏反应、溶血性输血不良反应、输血相关急性肺损伤与输血传播性感染等。

六、冷沉淀输注剂量、速度及时限

不同年龄段儿童冷沉淀输注剂量、速度及时限见表6－18。

表6－18　不同年龄段儿童冷沉淀输注剂量、速度及时限

年龄段	输注剂量	用法	输注速度	输注时限
新生儿	1～2U/10kg	静脉输血	10～20mL/（kg・h）	一般单次输注时间＜4小时（患儿能耐受的情况下尽快输注）
大龄儿童	2～4U/10kg	静脉输血		

出血患儿的冷沉淀输注剂量更大，宜密切监测临床反应和Fib水平。

参考文献

［1］桂嵘，何庆南，黑明燕，等. 儿科输血指南（WS/T 795－2022）［Z］. 中华人民共和国国家卫生健康委员会，2022.

［2］杨成明，刘进，赵桐茂. 中华输血学［M］. 2版. 北京：人民卫生出版社，2021.

［3］Kunwar S，Alam M，Ezekwueme F，et al. Diagnostic scores and treatment options for acute disseminated intravascular coagulation in children［J］. Cureus，2021，13（9）：e17682.

［4］Han H，Hensch L，Tubman VN，et al. Indications for transfusion in the management of sickle cell disease［J］. Hematology Am Soc Hematol Educ Program，2021（1）：696－703.

［5］Fung M K. 美国血库协会技术手册［M］. 19版. 桂荣，主译. 北京：人民卫生出版社，2020.

［6］杨梅，钱素云. 危重患儿的输血策略［J］. 中国实用儿科杂志，2020，35（12）：934－937.

［7］高恒妙，钱素云.《儿科重症监护输血和贫血专家倡议：危重儿童红细胞输注专家共识》介绍［J］. 中国实用儿科杂志，2020，35（12）：927－933.

［8］Green L，Bolton－Maggs P，Beattie C，et al. British Society of Haematology Guidelines on the spectrum of fresh frozen plasma and cryoprecipitate products：their handling and use in various patient groups in the absence of major bleeding [J]. Br J Haematol，2020，191（5）：728－729.

[9] New HV，Stanworth SJ，Gottstein R，et al. British Society for Haematology Guidelines on transfusion for fetuses，neonates and older children [J]. Br J Haematol，2020，191（5）：725－727.

[10] 王卫平，孙琨，常立文. 儿科学 [M]. 9版. 北京：人民卫生出版社，2018.

[11] Goel R，Josephson C D. Recent advances in transfusions in neonates/infants [J]. F1000Res，2018，7：F1000 Faculty Rev－609.

[12] 刘忠，纪宏文，张印则，等. 全血和成分血使用（WS/T 623－2018）[Z]. 2018.

[13] 广东省地中海贫血防治协会，《中国实用儿科杂志》编辑委员会，中山大学孙逸仙纪念医院，等. 儿童非输血依赖型地中海贫血的诊治和管理专家共识 [J]. 中国实用儿科杂志，2018，33（12）：929－934.

[14] 中国医师协会儿科医师分会血液净化专业委员会. 儿童血浆置换临床应用专家共识 [J]. 中华实用儿科临床杂志，2018，33（15）：1128－1135.

[15] Steiner ME，Zantek ND，Stanworth SJ，et al. Recommendations on RBC transfusion support in children with hematologic and oncologic diagnoses from the pediatric critical care transfusion and anemia expertise initiative [J]. Pediatr Crit Care Med，2018，19（9S Suppl 1）：S149－S156.

[16] Muszynski JA，Guzzetta NA，Hall MW，et al. Recommendations on RBC transfusions for critically ill children with nonhemorrhagic shock from the pediatric critical care transfusion and anemia expertise initiative [J]. Pediatr Crit Care Med，2018，19（9S Suppl 1）：S121－S126.

[17] Tasker RC，Turgeon AF，Spinella PC，et al. Recommendations on RBC transfusion in critically ill children with acute brain injury from the pediatric critical care transfusion and anemia expertise initiative [J]. Pediatr Crit Care Med，2018，19（9S Suppl 1）：133－136.

[18] Valentine SL，Bembea MM，Muszynski JA，et al. Consensus recommendations for RBC transfusion practice in critically ill children from the pediatric critical care transfusion and anemia expertise initiative [J]. Pediatr Crit Care Med，2018，19（9S Suppl 1）：884－898.

[19] Cholette JM，WillemsA，Valentine SL，et al. Recommendations on RBC transfusion in infants and children with acquired and congenital heart disease from the pediatric critical care transfusion and anemia expertise initiative [J]. Pediatr Crit Care Med，2018，19（9S Suppl 1）：137－148.

[20] 上海市医学会输血专科分会，上海市临床输血质量控制中心. 紧急抢救时

ABO 血型不相同血小板输注专家共识 [J]. 中国输血杂志，2017，30 (7)：666-667.

[21] 李茂军，吴青，阳倩，等. 新生儿输血治疗的管理：意大利新生儿输血循证建议简介 [J]. 中华实用儿科临床杂志，2017，32 (14)：1063-1066.

[22] Davis BA，Allard S，Qureshi A，et al. Guidelines on red cell transfusion in sickle cell disease Part Ⅱ：indications for transfusion [J]. Br J Haematol，2016，176 (2)：192-209.

[23] New HV，Berryman J，Bolton-Maggs PH，et al. Guidelines on transfusion for fetuses，neonates and older children [J]. Br J Haematol，2016，175 (5)：784-828.

[24] Kaufman RM，Djulbegovic B，Gernsheimer T，et al. Platelet transfusion：a clinical practice guideline from the AABB [J]. Ann Intern Med，2015，162 (3)：205-213.

[25] 中华医学会儿科学分会血液学组，《中华儿科杂志》编辑委员会. 儿童骨髓增生异常综合征诊断与治疗中国专家共识（2015 年版） [J]. 中华儿科杂志，2015，53 (11)：804-809.

[26] Nahirniak S，Slichter SJ，Tanael S，et al. Guidance on platelet transfusion for patients with hypoproliferative thrombocytopenia [J]. Transfus Med Rev，2014，29 (1)：3-13.

第四部分　儿童输血安全

第七章　儿童输血不良反应

儿童输血需要特别指导，因为与成人相比，儿童在生理和免疫血液学方面有很大的不同，导致儿童输血不良反应在类型、发生频率和严重程度上也各不相同。对于最常见的输血不良反应，儿童的总体发生率高于成人，但输血后红细胞同种免疫的发生率较低。在研究报道中，儿童输血不良反应以过敏反应为主，且大部分由输注血小板引起。目前在儿科输血诊疗中，国际和国内暂无儿童输血不良反应诊断标准或规范，临床上常套用成人输血不良反应诊断标准和规范，显然，这是不科学的，也是相当危险的。为了儿童输血得到最佳治疗效果并获得良好的临床结果，预防和早期识别儿童输血不良反应是非常必要的。同时，还应严格掌握输血不良反应的临床表现、诊断、评估及处理流程，降低儿童输血风险，保障用血安全。

第一节　血液安全监测与现状

输血安全一直是输血医学观注的重点问题，自 2000 年 WHO 启动“全球血站质量管理项目”以来，输血风险的研究由输血传播性感染转变为非感染性输血不良反应。医学的发展和输血技术的进步使输血治疗更加安全，但由于血液的复杂性、多样性及患儿个体的差异，任何一次输血都可能让患儿面临不可预测的潜在威胁，从轻度的局部皮疹到严重的支气管痉挛，甚至导致患儿死亡的急性溶血性输血反应和输血相关急性肺损伤，非感染性输血不良反应占输血不良反应事件的比例高达 1%～10%。因此，降低输血不良反应的发生率，减轻不良反应的严重程度已经成为临床研究的热点。

法国于1994年建立的世界上第一个血液安全监测系统，是一套覆盖从献血者血液采集到受血者血液输注的整个过程的信息系统，该系统收集、分析、评估血液制品采集和临床输注过程中发生的差错事故和不良反应信息，总结分析后以减少、防止类似事件再次发生。英国于1996年建立了输血严重危害报告系统，在2011年年度报告中，输血的死亡率和严重输血不良反应的发生率从34%下降到6.9%。随着血液安全监测系统的广泛使用，血液制品的安全性得到提升，大大降低了输血不良反应的发生率。随着医学和输血技术的不断发展，一些相关机构发布了儿科领域的输血指南。在法国，国家卫生监督局已发布了三项指南，分别指导儿童的血浆、红细胞、血小板输注。在英国，英国血液学标准委员会发布了有关新生儿和大龄儿童输血的具体指南。在美国，临床实践指南中已涉及儿科血液制品的使用。

与国外相比，国内儿科输血医学发展相对较慢。目前我国尚无国家血液安全监测系统，缺乏完整的输血不良反应基线流行病学资料，输血不良反应相关研究大多缺乏完整性、系统性和准确性，明显影响国家输血不良反应相关政策的制定和措施的实施。我国大多数文献只报道输血不良反应的发生率，或者仅报道非溶血性发热反应和过敏反应两种反应类型，并没有按照轻微、中度、严重和致死对输血不良反应进行分级和评估。我国虽在2017年建立了输血不良反应研究联盟，2018年发布了《输血反应分类》（WS/T 624—2018）、《输血不良反应鉴别诊断标准及处理流程》，2022年发布了《儿科输血指南》（WS/T 795—2022），但仍缺乏明确的儿童输血不良反应的相关政策和标准。在血液安全监测中，大多数血液制品的使用研究都是围绕成人患者进行的，国家标准、指南和专家共识建议都侧重于成人患者的血液输注，而忽略了儿童患者。

第二节　输血不良反应常见类型与临床表现

一、输血不良反应常见类型

输血不良反应是指在输血过程中或输血后，受血者发生了用原来疾病不能解释的、新的临床症状和体征。最常见的输血不良反应为输血免疫反应，主要包括以下类型：①输血相关过敏反应（allergic transfusion reaction，ATR）；②非溶血性发热反应（febrile non－hemolytic transfusion reaction，FNHTR）；③急性溶血性输血反应（acute hemolytic transfusion reaction，AHTR）；④迟发性溶血性输血反应（delayed hemolytic transfusion reaction，DHTR）；⑤输血相关低血压反应（hypotensive transfusion reaction）；⑥输血相关移植物抗宿主病（transfusion－associated graft versus host disease，TA－GVHD）；⑦输血相关循环超负荷（transfusion－associated circulatory overload，TACO）；⑧输血相关急性肺损伤（transfusion－related acute lung injury，TRALI）；⑨输血后紫癜（post－transfusion purpura，PTP）。

二、输血不良反应常见临床表现

输血不良反应的诊断通常需要根据患儿的临床表现进行初步评估，进而结合实验室检查来确诊。医护人员应熟知输血不良反应的各种临床表现，在输血过程中随时关注患儿生命体征，一旦出现变化及时正确处理。

常见输血不良反应的临床表现如下：①皮肤症状，包括过敏反应的结膜水肿、嘴唇/舌头/腭垂水肿、皮肤红斑和眶周水肿、面部潮红、局部血管性水肿、斑丘疹、皮肤瘙痒、荨麻疹、支气管痉挛，以及输血相关移植物抗宿主病的特征性皮疹和输血后紫癜的皮肤紫癜症状。②发热、畏寒或寒战，可同时出现，也可单独出现。发热是指患儿体温达到或超过38℃或者较输血前体温升高1℃及以上。发热和寒战是多种输血不良反应及多种基础疾病的共同临床表现，应注意鉴别和排除。③输血部位疼痛或胸部、腹部、腰部疼痛等，多提示溶血性输血反应。④低血压，是指排除其他原因引起的低血压，患儿输血时或输血停止后1小时内出现血压降低。新生儿和小婴儿（<1岁或体重<12kg），任一血压（如平均动脉压）测量值降低幅度超过基线血压值的25%；婴儿、儿童、青少年（1～18岁），收缩压降低幅度超过基线血压值的25%（如收缩压从120mmHg降低到90mmHg以下）。⑤呼吸困难，表现为胸闷、呼吸加快、端坐呼吸、呼吸窘迫、血氧饱和度降低等，可出现于输血相关循环超负荷、输血相关急性肺损伤、输血相关呼吸困难、急性败血症、溶血性输血反应、重度过敏反应等。⑥恶心伴或不伴呕吐，多数情况下鉴别诊断价值不高。⑦尿色加深、尿色呈浓茶色或酱油色，提示溶血反应。⑧凝血功能障碍，大量输血患儿可出现稀释性凝血功能障碍，急性溶血性输血反应患儿可发生DIC而出现消耗性凝血功能障碍。

第三节　输血不良反应的诊断、评估及处理流程

一、输血不良反应的诊断

与多数医疗措施的不良反应一样，输血不良反应无法准确预测或完全避免。在评估患儿输血需求时，临床医生应意识到输血不良反应的风险。实施输血操作的医护人员应密切关注输血不良反应的症状和体征，充分考虑患儿的年龄、输血史、疾病、输注血液成分等因素，并将过敏反应的皮肤表现作为儿科输血时的监测指标，一旦发生应早期识别、立即停止输血，积极抢救是成功处理输血不良反应的关键。常见输血不良反应分类及处理见表7-1。

表 7-1　常见输血不良反应分类及处理

类型	病因	临床表现	诊断性检验、检查	发生率	治疗/预防方法
急性输血不良反应（<24 小时）：免疫性					
输血相关过敏反应	通常为特发性、特异性反应； 针对供血者血浆蛋白的抗体（极少见，包括 IgA、结合珠蛋白、C4）	荨麻疹、低血压、血管性水肿、支气管痉挛	适宜条件下检测输血后血清中 IgA 与珠蛋白浓度，抗一IgA 水平，IgE 浓度	0.43%	停止输血； 静脉补液； 抗组胺药，肾上腺素 0.01mg/kg； 血液成分特殊处理（如洗涤红细胞和血小板），必要时输注去除 IgA 的血液成分
非溶血性发热反应	针对供血者的白细胞抗体； 血小板制品中细胞因子的积聚	发热、畏寒、寒战	排除溶血性输血反应（复查 ABO、RhD 血型，DAT，血红蛋白血症检测）； 排除细菌污染； HLA 抗体筛查	0.07%～0.45%	输注少白细胞的血液成分； 输血前使用退热药（对乙酰氨基酚）； 症状严重的患儿应使用洗涤红细胞
急性溶血性输血反应	红细胞不相容	烦躁、局部疼痛、寒战、发热、血红蛋白尿、急性肾衰竭和 DIC	核对患儿身份信息，复核患儿和供血者 ABO、RhD 血型，不规则抗体筛选及交叉配血试验（包括输血前和输血后的标本），检查患儿血浆外观（游离 Hb），检测患儿血清胆红素含量、血浆游离血红蛋白含量、DAT 及相关抗体效价	ABO 血型不合输血死亡率为 4/100000； AHTR 发生率：13/100000	停止输血； 补液及使用利尿剂； 低血压者应使用升压药； 镇痛药； 根据患儿出血情况输注适合红细胞、血小板或血浆
输血相关急性肺损伤	供血者体内白细胞抗体； 血液成分中的其他白细胞活化媒介	低氧血症、呼吸窘迫、低血压、发热、双侧肺水肿	排除溶血性输血反应（复查 ABO、RhD 血型，DAT，血红蛋白血症检测）； 排除心源性肺水肿； HLA 抗体、中性粒细胞抗体（HNA）筛查	1.03%～6.90%	呼吸和循环支持治疗，直至患儿康复
急性输血不良反应（<24 小时）：非免疫性					

续表7－1

类型	病因	临床表现	诊断性检验、检查	发生率	治疗/预防方法
输血相关循环超负荷	容量负荷过度	呼吸困难、咳嗽、背部及心前区疼痛、高血压、中心静脉压增高、双肺湿啰音	排除TRALI	2.0%～5.6%	给氧； 静脉给予利尿剂
输血相关低血压反应	使用的缓激肽（带负电荷的过滤装置）或者激肽释放酶原激活物抑制了缓激肽的代谢	低血压	排除溶血性输血反应（复查ABO、RhD血型，DAT，血红蛋白血症检测）	取决于临床用药情况	停止输血； 静脉补液循环支持治疗； 血浆置换
输血相关低体温反应	快速输入冷藏的血液	心律不齐	中心体温测定	取决于临床情况	采用血液加温器
迟发性输血不良反应（>24小时）：免疫性					
同种免疫（红细胞抗原）	针对红细胞上外来抗原的免疫反应	血型抗体筛查阳性、溶血性输血不良反应、迟发性输血不良反应、新生儿溶血病	抗体筛查； DAT； 放散试验抗体鉴定	一般情况下发生率为1%～2%； 地中海贫血患儿发生率高达20%以上； 新生儿溶血患儿发生率为2%～5%	避免不必要的输血； 选择检出特异性抗体对应红细胞抗原阴性血液
同种异体免疫（HLA）	白细胞和血小板	血小板输注无效	血小板抗体筛查； HLA抗体筛查	10%～20%	避免不必要的输血；应使用少白细胞的血液
迟发性溶血性输血反应	细胞抗原回忆反应	发热、血红蛋白水平下降、最近IgG抗体筛查阳性	核对患儿身份信息，复核患儿和供血者ABO、RhD血型，不规则抗体筛选及交叉配血试验（包括输血前和输血后的标本）； DAT； 溶血相关检查（观察患儿血浆颜色，测定患儿胆红素、血红蛋白、结合珠蛋白）	DHTR：0.15%； 迟发性血清学输 血反应（DSTR）：0.26%	抗体鉴定； 输注配血相合的红细胞
输血相关移植物抗宿主病	供血者淋巴细胞灌注入受血者体内，对受血者组织发起攻击	斑丘疹、腹泻、肝炎、全血细胞减少、发热	皮肤活检；HLA分型； 嵌合体分子检测	罕见	免疫抑制治疗； 对血液成分进行辐照，辐照剂量至少为25Gy

续表7－1

类型	病因	临床表现	诊断性检验、检查	发生率	治疗/预防方法
输血后紫癜	受血者血小板抗体（存在同种异体抗体，通常是HPA－1a抗体）破坏自身的血小板	血小板减少性紫癜； 输血后5～12天暂时性血小板减少，出血症状可持续2～3天	血小板抗体筛查和鉴定	罕见	静脉注射免疫球蛋白； 输注HPA－1a抗原阴性血小板； 血浆置换
迟发性输血不良反应（>24小时）：非免疫性					
铁过载	依赖输血的患儿多次输血，随血液输入大量铁	心肌炎、糖尿病、肝硬化	肝和心脏铁浓度； 血清铁蛋白； 内分泌功能检测	11.29%	使用螯合剂

二、输血不良反应的应急处理

（一）针对患儿的处理措施

1）立即停止输血，用生理盐水维持静脉通路。

2）核对患儿身份信息，检查输血检测记录单和血袋标签，明确是否发生输错血。必要时重新采集患儿血样复核ABO与Rh血型。

3）根据输血不良反应类型选择恰当的诊断性试验。

4）对于严重输血不良反应宜组织多学科专家（包括输血科医生）共同会诊，制订治疗方案。

（二）血液成分的处理措施

1）联系输血科并在其指导下调查输血不良反应的原因并记录。

2）按要求回收血袋内剩余血液成分、相关静脉输血器和输液管路。

3）填写“输血不良反应回报单”。

（三）输血科应急处理流程

1）输血科收到临床医生提交的“输血不良反应回报单”时，做以下核对检查，并及时将结果反馈给临床医生，以便临床医生对症治疗：

（1）核对患儿身份信息、用血申请单、血袋标签、交叉配血试验记录。

（2）核对患儿及供血者ABO、RhD血型。用保存于冰箱中的患儿与供血者血样、新采集的患儿血样、血袋中血样，复核ABO血型、RhD血型、不规则抗体筛选及交叉配血试验（包括盐水相和非盐水相试验）。

（3）立即抽取患儿血液加肝素抗凝剂，分离血浆，观察血浆颜色，测定血浆游离血红蛋白含量。

（4）立即抽取患儿血液，检测血清胆红素含量、血浆游离血红蛋白含量、血浆结合珠蛋白含量、DAT并检测相关抗体效价，如发现特殊抗体，应做进一步鉴定。

（5）如怀疑细菌污染性输血反应，抽取血袋中血液做细菌学检验。

（6）尽早对患儿进行血常规、尿常规及凝血功能检测。

（7）必要时，溶血性输血反应发生后5～7小时测患儿血清胆红素含量。

2）保存所有与输血不良反应有关的、有临床意义的抗体或有特殊输血要求的患儿记录，对于存在红细胞同种抗体的患儿，输血科可以与临床医生共享患儿既往输血的相关医疗资料。

3）输血科协助临床医生调查处理完成后，填写“输血不良反应调查处理反馈表”，上报输血科主任审阅，输血科主任审阅后上报医务部审核并提出输血指导意见。输血科备份保存“输血不良反应调查处理反馈表”，每月统计上报医务部和质量控制办公室。

输血不良反应处理流程图见图7－1。

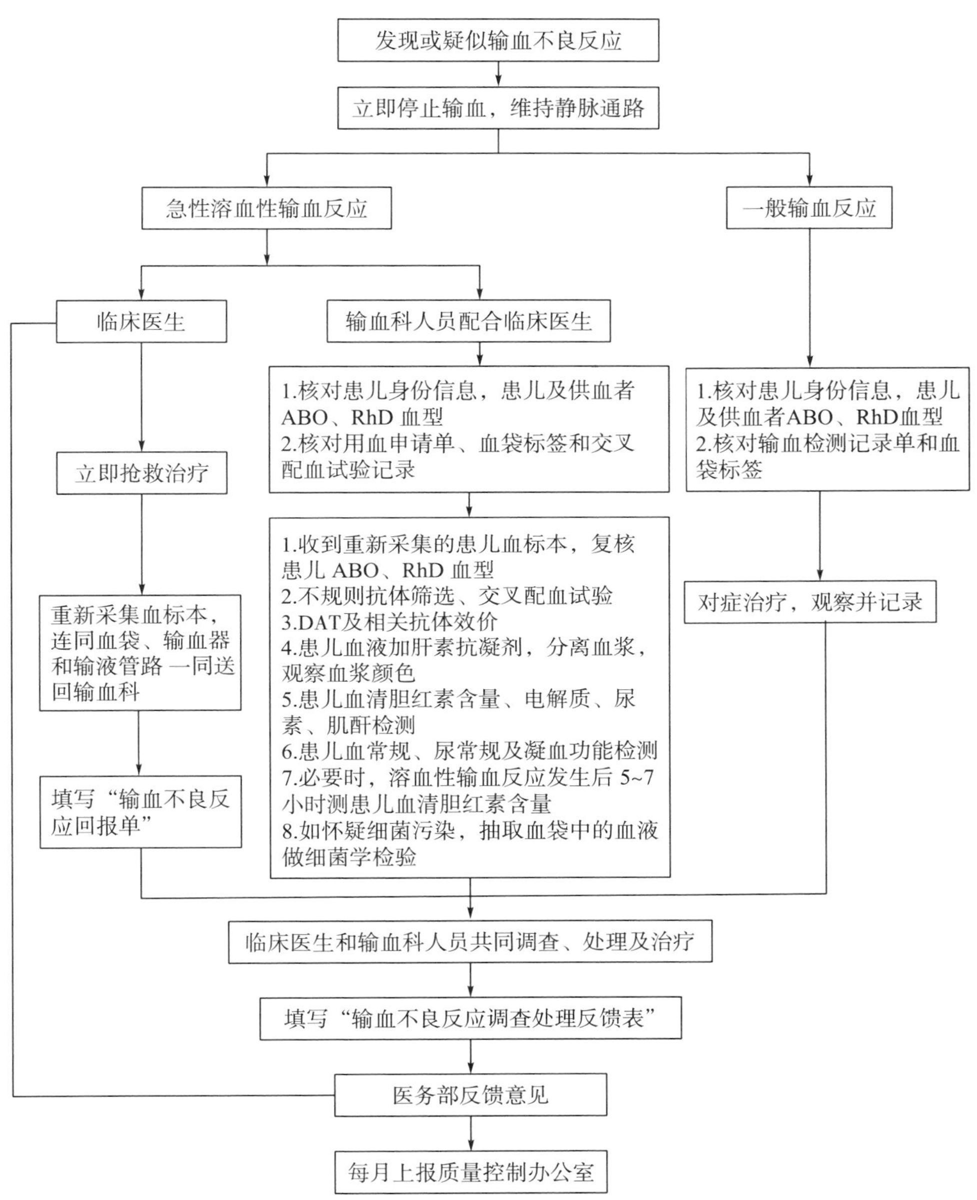

图 7—1　输血不良反应处理流程图

三、急性输血不良反应鉴别诊断标准及处理流程

（一）输血相关过敏反应

1. 定义

输血时或输血停止 4 小时内出现以下 2 个或 2 个以上症状：结膜水肿、嘴唇/舌头/腭垂水肿、皮肤红斑和眶周水肿、面部潮红、低血压、血管性水肿、斑丘疹、皮肤瘙痒、呼吸困难/支气管痉挛、荨麻疹。若症状出现于输血停止 4 小时之后，此过敏反应可能与输血无关。

2. 临床表现

输血相关过敏反应是儿童最常见的输血不良反应，主要由血小板引起。大多数情况下，输血相关过敏反应症状轻微，其严重程度可从荨麻疹到致命的全身过敏反应。轻者表现为荨麻疹、皮肤瘙痒、面部潮红、皮肤红斑和眶周水肿，经减慢输血速度、肌内注射抗组胺药异丙嗪后，一般在数小时内消退；严重者通常除了存在荨麻疹和血管性水肿的皮肤黏膜症状，还同时累及呼吸系统、心血管系统和（或）消化系统，表现为低血压、意识丧失、呼吸困难/支气管痉挛、气喘、哮鸣音、腹痛和呕吐。这些表现通常在输血时或输血停止后不久出现。

3. 鉴别诊断

将严重过敏反应与低血压反应、呼吸困难及伴或不伴意识丧失的其他输血不良反应进行鉴别有一定难度。最常与过敏性休克混淆的是血管迷走神经反应和低血压反应。严重过敏反应可出现荨麻疹、血管性水肿和呼吸系统表现，如气喘、哮鸣音，而血管迷走神经反应或低血压反应则无上述表现。急性哮喘发作或输血相关急性肺损伤可有上述呼吸系统表现，但不出现典型过敏反应，如荨麻疹、血管性水肿和皮肤瘙痒。服用血管紧张素转换酶（angiotensin converting enzyme，ACE）抑制剂并进行血浆置换的患儿，有时会发生类似严重过敏反应的低血压。

4. 病理生理

输血相关过敏反应的病理生理学机制尚不明确。输血相关过敏反应是受血者体内存在的 IgE 抗体与输入的血液成分中的致敏原相互作用引起的一种超敏反应。输血相关过敏反应的发生既有供血者的因素也有受血者的因素，

如供血者血液中含有受血者过敏的药物（如阿司匹林、青霉素）或食物及其他成分，受血者被动输入 IgE 抗体。过敏性输血反应与受血者的原发疾病、输注的血液成分和输血次数密切相关，且有过敏史的患儿发生输血相关过敏反应的概率更高。同时还观察到，3 岁以上的儿童更容易发生过敏性输血反应。

严重过敏反应则可能与抗-IgA 有关，当 IgA 缺乏患儿输入含 IgA 的血液成分时，抗-IgA 可与 IgA 发生反应而引起严重的过敏反应。IgA 缺乏者可能产生抗-IgA，IgA 水平正常者也可能出现 IgA 亚型或同种抗体，还有人认为抗-IgA 是一种自身抗体。抗-IgA 可以自然产生，患儿不一定有输血史。虽然很多研究发现发生过敏反应的患儿血液中存在抗-IgA，但是抗-IgA 并不能完全解释严重过敏反应。

此外，过敏反应还可能与其他血清蛋白抗体有关，如缺乏 IgG、结合珠蛋白、抗胰蛋白酶、转铁蛋白、C3、C4 等的患儿在输血后可能产生相应抗体。

5. 发生率

输血相关过敏反应是儿童输血不良反应中最常见的类型，占儿童输血不良反应总数的 79%。儿童输血相关过敏反应的发生率是成人的 2.26 倍（0.43%与 0.19%）。在不同的血液成分中，血小板引起的输血相关过敏反应发生率最高，为 1.74%，血浆、红细胞分别为 0.39%和 0.12%。输血相关过敏反应通常表现为颜面、四肢或躯干部的皮疹及皮肤瘙痒等，严重的过敏反应很少见。与国外同类研究报告的数据相比，输血相关过敏反应的发生率较低，且各地报道的输血相关过敏反应发生率差异较大。

6. 治疗

若患儿仅表现为荨麻疹，经及时治疗后可继续输血。当出现荨麻疹时，应立即停止输血，给予抗组胺药治疗。一旦症状消退，可继续输血且无须进行实验室检查。若出现严重过敏反应，应使用 H_1 或 H_2 受体阻滞剂、糖皮质激素进行治疗。肌内注射肾上腺素是公认的一线疗法，剂量通常为 0.01mL/kg。

7. 预防

尚无临床证据支持对输血相关过敏反应常规预防性用药。输血前应询问患儿过敏史，并将过敏反应的皮肤表现作为监测指标。一旦出现过敏表现，可以使用抗组胺药（苯海拉明或非镇静抗组胺药，如西替利嗪）。严重过敏反应或反复输血引起过敏反应的患儿，可考虑输注洗涤红细胞或血小板、含添加剂的血小板或混合有机溶剂/去污剂处理的血浆。

对于缺乏 IgA 且体内存在抗-IgA 的患儿，需要输注不含 IgA 的血浆，若无法提供，可以使用含有 IgA 的血浆进行脱敏。红细胞和血小板可通过洗涤去除血浆蛋白。缺乏 IgA 但不存在抗-IgA 或既往无过敏反应史的患儿，不需要特别输注不含 IgA 或去除血浆的血液成分。

（二）非溶血性发热反应

1. 定义

输血时或输血停止后 4 小时内患儿体温达到或超过 38℃或者较输血前升高 1℃或 1℃以上。没有体温的变化，仅出现畏寒或寒战的情况也属于非溶血性发热反应。

2. 临床表现

非溶血性发热反应是较常见的儿童输血不良反应，主要由输注红细胞引起。临床表现以发热、畏寒、寒战、呼吸频率增加等为主，且需排除溶血、细菌污染、严重过敏反应等引起的发热。某些患儿无发热，但有一系列其他表现。在儿童中，更应注意的是输入血液温度过低也可导致上述表现。

3. 鉴别诊断

诊断非溶血性发热反应需采用排除法。非溶血性发热反应相关的临床表现也可出现在其他几种类型的输血不良反应中，其中最严重的是溶血性输血反应、脓毒血症和输血相关急性肺损伤。输血不良反应的症状、体征和相关的实验室检查均有助于鉴别非溶血性发热反应。输血后发热的患儿必须排除溶血性输血反应的可能性。患儿的基础疾病常可引起发热，若患儿在住院期间输血后出现突发高热，则难以排除非溶血性发热反应。此外，发生输血后发热，应考虑是否存在血液被细菌污染。

4. 病理生理

受血者的白细胞抗体可引起非溶血发热反应。特别是 HLA 抗体，可与输注的淋巴细胞、粒细胞和血小板上的抗原发生反应。血液成分中蓄积的发热原性细胞因子也可引起非溶血性发热反应，这种机制与输注血小板后出现输血不良反应密切相关。无论是因输血产生的，还是患儿自身白细胞产生的，致热原性细胞因子释放是导致非溶血性发热反应的常见机制。

5. 发生率

和输血相关过敏反应一样，非溶血性发热反应发生率在不同研究报道中有很大差异。国内文献报道，儿童非溶血性发热反应与输注红细胞密切相关，占儿童输血不良反应总数的13%，发生率为0.07%。国外文献报道，2009年1月至2015年12月，9家儿童医院输血不良反应回顾性分析显示，非溶血性发热反应占输血不良反应的60%，发生率为0.45%。输注红细胞浓缩物（RCC）和血小板浓缩物（PC）可降低非溶血性发热反应的发生率，特别是单供体单采术和去除白细胞。

6. 治疗

怀疑发生非溶血性发热反应时，应立即停止输血，并启动输血不良反应调查工作。给予对乙酰氨基酚对症处理。更严重的发热反应，包括畏寒或寒战，可使用哌替啶等镇静类药物。哌替啶具有呼吸抑制作用，使用时应密切观察患儿生命体征。

输血过程中出现发热，应停止输注血袋内剩余血液成分。在极少数情况下，如稀有血型血液成分，可考虑输注剩余血液成分，但必须在实验室检查排除溶血性输血反应、细菌污染等不良反应的风险后方可继续输注。

7. 预防

输注去白细胞的血液成分可显著降低非溶血性发热反应发生率。对于长期输血或有非溶血性发热反应病史的高危患儿，可以使用去白细胞的血液成分进行预防；对于使用去白细胞的血液成分仍然出现发热的患儿，可以使用洗涤红细胞，并于输血前预防性使用对乙酰氨基酚，此类药物退热作用有限，不会对严重输血不良反应的诊断产生影响。输注血小板时，减少血小板中的血浆含量也可降低非溶血性发热反应的发生率。

（三）急性溶血性输血反应

1. 定义

同时满足以下4条中任何一条。

1）输血时或者输血停止后24小时内患儿出现以下任何一种症状或体征：腰背痛、寒战、DIC、鼻出血、发热、血尿、低血压、少尿/无尿、输血部位疼痛或渗出、肾衰竭。

2）患儿出现以下2种或2种以上表现：Fib降低、结合珠蛋白水平降低、胆红素水平升高、乳酸脱氢酶水平升高、血红蛋白血症、血红蛋白尿、血浆变色（溶血）、血涂片可见球形红细胞。

3）免疫介导：抗-IgG或抗-C3 DAT阳性，输注的红细胞同种抗体洗脱试验阳性。

4）非免疫介导：血清学检测阴性，但确定存在可以导致溶血的物理性原因（如热、渗透、机械、化学等）。

2. 临床表现

急性溶血性输血反应常由ABO血型不合导致，多在输血时或输血后24小时内发生红细胞迅速裂解。轻者表现为烦躁、局部疼痛、寒战、发热、黄疸，重者可有低血压、呼吸困难和腰背疼痛，甚至发展为休克、急性肾衰竭和DIC等。在严重疾病的患儿，特别是新生儿，以及使用大剂量镇静剂或全身麻醉手术患儿，虽已发生严重急性溶血性输血反应，但临床表现不典型，可能仅有伤口渗血不止，或无任何临床表现，仅在输血后发现贫血更严重，甚至因贫血性心力衰竭而死亡。对临床表现不明显患儿，应注意观察患儿面色、尿色，多次检查血红蛋白、血红蛋白尿、血清游离血红蛋白、胆红素及网织红细胞等。临床表现的严重程度与输入不相容血液的量有关。及时诊断并立即停止输血，可预防发生更严重的后果。

3. 鉴别诊断

由免疫介导的急性溶血性输血反应，许多症状和体征也可见于其他急性输血不良反应。输血相关脓毒血症和输血相关急性肺损伤也可表现为低血压、发热伴或不伴畏寒，然而溶血与输血相关急性肺损伤无关，呼吸困难也不是急性溶血性输血反应的典型临床表现。发热或畏寒多由非溶血性发热反应引起，单从临床表现无法与严重的急性溶血性输血反应区分，因此必须评估是否发生溶血。患儿的基础疾病进展会增加急性溶血性输血反应的诊断难度。此外，某些非免疫性因素也可导致急性溶血。

4. 病理生理

输入的红细胞抗原与患儿体内存在的抗体相互作用是急性溶血性输血反应发生的免疫学基础。最严重的输血不良反应是输入ABO血型不合的红细胞，导致输入的红细胞发生急性血管内破坏。输入ABO血型不相容的抗体也可引起溶血反应，如输注次侧不相容的机采血小板或静脉注射免疫球蛋白（intravenous immune globulin，IVIG）。输注血小板引起的急性溶血性输血反应最常发生在将含高滴度抗-A的O型血小板输给A型患儿时。尽管这种急性溶血通常临床意义不大或临床上无典型的溶血表现，但若输入的血液成分含有高滴度的ABO血型抗体，反应可能会较严重。

体内存在的IgM或IgG抗体识别出相应的红细胞抗原，可激活补体，导致血管内溶血、血红蛋白血症，最后出现血红蛋白尿。IgM抗体具有强大的激活补体的能力，而IgG抗体仅在与补体激活相关的亚型浓度足够高时才具有补体激活能力。

多种机制导致急性溶血性输血反应相关的凝血异常。抗原、抗体相互作用，通过内源性凝血途径激活凝血级联反应，导致凝血因子Ⅻ（Hageman因子）被活化。活化的Hageman因子作用于激肽系统产生缓激肽，从而增加血管通透性，引起血管扩张，导致低血压。活化的补体、肿瘤坏死因子α（TNF－α）和白介素1（IL－1）促进组织因子表达，组织因子不仅可激活外源性凝血途径，还与DIC的进展有关。DIC是一种高致命风险的消耗性凝血障碍性疾病，其特征包括缺血器官内的微血管血栓形成与组织损伤，血小板、Fib和凝血因子消耗，以及纤溶系统激活所致的纤维蛋白降解产物增加，最终导致大面积广泛渗血甚至发展为无法控制的出血。

急性溶血性输血反应也可能合并休克。血管活性胺、激肽类和其他介质导致低血压，继而产生代偿性血管收缩反应，进一步加重组织和器官损伤，导致肾衰竭。尽管游离血红蛋白也可损害肾功能，但肾皮质供血减少被认为是肾衰竭的主要原因。此外，抗原抗体复合物沉积、血管收缩和血栓形成均可加重肾血管损伤。

5. 发生率

儿童急性溶血性输血反应的发生率国内相关文献尚未见报道。国外有关儿童输血不良反应的文献中提到急性溶血性输血反应发生率为13/100000，占输血不良反应总数的0.93％。儿童急性溶血性输血反应的发生率约为成人的10倍。急性溶血性输血反应相关致死病例未见报道。

6. 治疗

诊断为急性溶血性输血反应，应立即停止输血，用生理盐水维持静脉通路，纠正低血压，维持肾血流量，目标是使肾血流量＞1mL/（kg·h）。给予肾上腺皮质激素及大剂量免疫球蛋白，给予碳酸氢钠碱化尿液，补充体液，保持尿量，同时保持水和电解质平衡，防止肾衰竭和DIC。

严重的急性溶血性输血反应可表现为DIC，治疗非常困难。对于无尿或麻醉状态的患儿，DIC可能是发生溶血的首要表现。传统方法是病因治疗，可以根据患儿情况评估是否需要再次输入正确的血液，严重者采用抗原阴性血液进行换血治疗。应选择相容的血小板、血浆和冷沉淀进行输注。

最后，阻断补体级联反应对预防溶血性输血不良反应发展可能有帮助，早期阻断补体级联反应可能是防止不相容红细胞发生溶血的有效策略。

早期识别并及时开始治疗，积极纠正低血压，维持肾血流量，防治DIC，可最大限度获得良好的预后。此外，在治疗过程中应尽早咨询相关临床专家，以确保必要时对患儿进行血液透析、心电监测和机械通气治疗。

7. 预防

患儿身份信息、血标本和血袋标识核对错误是导致输错血的最常见原因，最终导致急性溶血性输血反应。遵守医院规章制度与操作规程可降低此类错误的发生率，制定纠正和预防性措施也可减少此类错误发生。但是，没有哪种减少输错血的方法是万无一失的。应用某些措施能够有效增加患儿的输血安全系数，包括技术层面的解决手段，如全面输血信息系统化管理等。

（四）输血相关急性肺损伤

1. 定义

同时满足以下 5 条。

1）患儿输血前无急性肺损伤。

2）患儿输血时或输血停止后 6 小时内出现新发急性肺损伤。

3）患儿出现低氧血症：氧合指数［动脉氧分压/吸入氧浓度（PaO_2/FiO_2）］≤300mmHg，或自然呼吸情况下脉搏血氧饱和度（SpO_2）＜90％，或出现低氧血症的其他临床表现。

4）影像学表现：X 线片显示双侧肺浸润。

5）无左心房高血压（即循环超负荷）。

2. 临床表现

输血相关急性肺损伤是一种严重的儿童输血并发症，其病死率可以达到 10％～30％。一般在输血过程中或输血后 6 小时内出现的急性肺损伤/急性呼吸窘迫综合征，与输血有明显的时间关系。其特征是呼吸窘迫、低氧血症、肺水肿、低血压和发热，大多数患儿在 96 小时内缓解。也可出现急性一过性单核细胞减少、中性粒细胞减少和白细胞减少，白细胞计数在 4 小时内恢复到正常水平。输血相关急性肺损伤是急性肺损伤的一种表现形式，急性肺损伤为急性低氧血症伴氧合指数≤300mmHg 或是自然呼吸情况下 SpO_2 ＜90％，在输血 6 小时内在没有心源性肺水肿的情况下，胸部 X 线片显示双侧肺浸润。

所有含有血浆的血液成分，包括红细胞、血小板、血浆和冷沉淀，均可引起输血相关急性肺损伤。

3. 鉴别诊断

输血相关急性肺损伤需与下列 3 种疾病鉴别：①严重输血相关过敏反应；②输血相关循环超负荷；③输血相关脓毒血症。严重输血相关过敏反应的突出表现为支气管痉挛、喉头水肿、严重低血压、红斑和荨麻疹，但无发热和肺水肿。输血相关循环超负荷的临床表现与输血相关急性肺损伤极为相似，但其最突出的表现为呼吸窘迫、呼吸急促和发绀。鉴别两者的关键在于：输血相关循环超负荷为心源性肺水肿且利尿剂治疗有效，而输血相关急性肺损伤为非心源性肺水肿且利尿剂治疗无效。高热伴低血压和血管塌陷是输血相关脓毒血症的主要特征，通常不发生呼吸窘迫。突发呼吸窘迫时，除了输血相关循环超负荷与输血相关急性肺损伤，应考虑并发心肌梗死和肺栓塞及导致急性肺损伤的其他可能原因。

4. 病理生理

输血相关急性肺损伤由多个复杂因素所致，而微聚体并非其主要原因，可能的发病机制：①输入血浆中含有白细胞抗体（最常见的是 HLA Ⅰ类和Ⅱ类抗体）的血液成分，受血者由于潜在疾病而导致中性粒细胞启动发生免疫反应。②与生物活性因子有关，这些因子会激活肺中已启动的中性粒细胞，从而直接导致肺血管内皮损伤、毛细血管渗漏和急性肺损伤。

5. 发生率

输血相关急性肺损伤的发生与机械通气时间延长、病死率增高相关，是输血相关性死亡的首位原因。有研究显示，儿童输血相关急性肺损伤的发生率在 1.03%～6.90%。每输注 1U 的血液制剂，输血相关急性肺损伤发生率增加 0.02%～1.12%，输注 FFP 发生率为 1/5000，而输注经产妇供血者 FFP 的发生率约为 1/2000，每万名输血患儿发生输血相关急性肺损伤的风险为 16.0%。危重症患儿输血相关急性肺损伤的发生率是一般患儿的 50～100 倍，手术患儿输血相关急性肺损伤的发生率为 1.3%～1.4%。

6. 治疗

目前输血相关急性肺损伤缺乏特效的治疗方法。积极治疗患儿的基础疾病至关重要，以支持治疗和对症治疗为主。一旦发生，应立即停止输血，加强监测并限制液体入量，并在重症监护病房密切监护至少 48 小时；进行吸氧治疗，纠正缺氧并改善氧合。大部分患儿需要采取机械通气，谨慎应用利尿剂、限制液体入量和肺保护性通气策略。也可以给予 IL－10 治疗，有研究证实 IL－10 在输血相关急性肺损伤患儿中是安全和耐受的。

7. 预防

预防是防止输血相关急性肺损伤发生的最佳措施。使用男性供血者和未检出 HLA 和人类中性粒细胞抗体的女性供血者的血浆、血小板，可以使输血相关急性肺损伤的发生率显著降低。虽然这些措施可以降低输血相关急性肺损伤的风险，但并不能完全避免其发生，因为这些措施并未消除输注红细胞或冷沉淀引起输血相关急性肺损伤的风险。

（五）输血相关循环超负荷

1. 定义

输血停止后 6 小时内出现以下 3 个或 3 个以上情况的新发或恶化。

1）急性呼吸窘迫（呼吸困难、端坐呼吸、咳嗽）。

2）脑钠肽（BNP）水平升高。

3）中心静脉压（CVP）升高。

4）左心衰竭。

5）液体超负荷。

6）肺水肿的影像学证据。

2. 临床表现

儿童心功能和肺功能尚不健全，加之贫血、营养不良、严重感染等因素均可使心功能下降。在输血时，输注剂量不当或输注速度过快可导致充血性心力衰竭和急性肺水肿。输血相关循环超负荷常发生于输血开始后 1～24 小时，表现为频繁短促的咳嗽，镇静剂难以控制的烦躁不安，并且进行性加重，年长儿可诉背部及心前区疼痛，并出现呼吸困难、脉搏增快、中心静脉压增高、心律失常、双肺底出现中细湿啰音、咳粉红色泡沫痰等。血压升高伴脉压增大是输血相关循环超负荷的特征性表现，患儿血压升高和肺部变化方面的临床表现与成人相似。

3. 鉴别诊断

输血相关循环超负荷最难与输血相关急性肺损伤鉴别，因为两者均可发生肺水肿。同一患儿可能同时发生这两种输血不良反应。尽管两者临床表现及其出现时间相似，但血压升高是输血相关循环超负荷的典型表现，而输血相关急性肺损伤较少出现血压升高，即使发生也多为暂时性。此外，使用利尿剂或正性肌力药可快速改善输血相关循环超负荷症状。

4. 发生率

输血相关循环超负荷是一种易被漏报的输血不良反应，因为轻度呼吸窘迫可以通过利尿缓解，故可能未上报至输血科。有研究显示，儿童输血相关循环超负荷的发生率为 2.0%～5.6%。在儿科重症监护病房输血相关循环超负荷的发生率估计在 1.5%～11.0%。由于缺乏灵敏和特异的实验室检查手段和临床参考数据，因而难以准确评估输血相关循环超负荷的真实发生率。此外，合并不同疾病的患儿其输血相关循环超负荷发生率不同。

5. 治疗

一旦出现疑似输血相关循环超负荷的表现，应立即停止输血。充分给氧并用快速利尿剂、速效洋地黄等对症处理。有急性肺水肿者按肺水肿处理。

6. 预防

在无持续快速失血的情况下，应缓慢输血，尤其是存在心、肺疾病患儿和严重营养不良的患儿，输注剂量减半，输注速度减慢至 0.25～0.75mL/min，24 小时后可以重复输血。严格控制输注剂量及速度并密切观察病情变化是预防输血相关循环超负荷的关键。

（六）输血相关低血压反应

1. 定义

排除其他原因引起的低血压，患儿输血时或输血停止后 1 小时内出现血压降低。

血压降低标准：新生儿和小婴儿（＜1 岁或体重＜12kg）任一血压测量值降低幅度超过基线血压值的 25%。婴儿、儿童、青少年（1～18 岁）收缩压降低幅度超过基线收缩压值的 25%（如收缩压从 120mmHg 降低到 90mmHg 以下）。

2. 临床表现

输血相关低血压反应是输入血液或血液成分后突然发生临床显著性低血压，且停止输血后，低血压可在 10 分钟内迅速缓解。该反应的另一特征：通常于开始输血的前 15 分钟内发生。所有患儿不论输注何种血液成分都可能发生输血相关低血压反应。除典型低血压表现外，也可出现呼吸道、胃肠道症状或轻度的过敏表现，但一般无发热和寒战。

3. 鉴别诊断

低血压可由输血相关低血压反应、输血相关过敏反应、输血相关脓毒血症、急性溶血性输血反应、输血相关急性肺损伤或基础疾病及药物所致，以上情况均可能引起输血开始的前 15 分钟内出现低血压，但输血相关低血压反应没有伴随症状和体征，停止输血后，低血压可迅速恢复，这可以与其他反应相鉴别。过敏性休克通常伴有皮肤黏膜过敏表现（如潮红、血管性水肿、荨麻疹）。脓毒症休克常伴有发热。急性溶血性输血反应表现为血红蛋白尿、疼痛和发热。少数输血相关急性肺损伤患儿可出现明显的低血压，但是输血相关急性肺损伤存在急性肺功能不全，而输血相关低血压反应不会影响肺功能。

4．病理生理

缓激肽被认为可能是输血相关低血压反应的致病因子。缓激肽是一种由激肽系统产生的血管活性肽，其前体是高分子激肽原。导致缓激肽浓度增加的因素包括血液成分保存、过滤，以及供血者体内血管紧张素转换酶的活化。

5．治疗

最主要的治疗措施是停止输血。在停止输血数分钟后血压就会升高，但仍需要静脉补液进行循环支持。由于低血压反应发病较快，其病因通常不能立刻明确。一旦出现速发型过敏反应或脓毒血症的临床表现，应当立即给予对症治疗。

6．预防

既往发生过输血相关低血压反应的患儿，输血过程中应减慢输注速度，以防止复发。由于输血相关低血压反应通常针对性地发生在输注某一袋血的过程中，因此没有输血相关低血压反应危险因素的患儿通常可以耐受继续输血。洗涤红细胞可以减少缓激肽，但由于大多数的病例都没有复发，因此几乎不需要特别输注洗涤红细胞。

（七）输血相关低体温反应

将450mL冷藏血从4℃升温至37℃需14.5kcal热量，大量输入冷藏血时可使体温降低3℃以上，且引起明显的临床症状，甚至心脏停搏。尤其是新生儿更应注意，可用输血加热器或水浴（<38℃）将血液加热至32℃再输注。

（八）大量输血并发症

儿童血容量小，其电解质平衡和酸碱平衡易受大量输入血液中所含的电解质（K^{+}、Na^{+}、Ca^{2+}、Mg^{2+}）和pH值影响。大量输入枸橼酸抗凝血（如新生儿换血）可发生低钙惊厥，甚至心室纤颤，故应每输入100mL给予10%葡萄糖酸钙1～2mL；大量输入库存血可发生高血钾、酸中毒、高氯血症等，导致机体的电解质及酸碱平衡紊乱。尤其是婴儿肾保钠排钾和维持酸碱平衡的功能并不成熟，常出现高血钾、低血钙及酸中毒。在输血患儿出现肌张力增高、震颤、手足搐搦等表现时应及时进行血钾、血钙、pH值检测及心电图检查等。如有高血钾、低血钙，应及时处理。对于常规输血的婴儿来说，接受0.5mL/（kg·min）的最大输注速度是安全的。大量输血还可导致凝血功能障碍，尤其当初始治疗只补充红细胞和晶体液、胶体液时。患儿丢失有止血活性的血液成分引起血小板和凝血因子被稀释，中心性低体温者未使用加温血液引起酶活性下降，两者均与大量输血所致的凝血功能障碍有关。大量输血凝血功能障碍患儿，应尽量选用新鲜血液，可根据输入红细胞量，预防性输注血小板或血浆以防止出血倾向的发展。前瞻性研究表明，红细胞、血浆、血小板采用 2∶1∶1 或 1∶1∶1 的比例输注能更有效地控制出血。

四、迟发性输血不良反应鉴别诊断标准及处理流程

（一）迟发性溶血性输血反应

1. 定义

同时满足以下第 1）、2）、3）条中任何 1 条，以及第 4、5）条中任意 1 条。

1）输血停止后 24 小时至 28 天内 DAT 阳性。

2）输注的红细胞同种抗体洗脱试验阳性。

3）患儿输血后血浆中有新检测到的红细胞同种抗体。

4）患儿输血后血红蛋白升高水平没有达到预计值或者迅速降低到输血前的水平。

5）其他原因不能对球形红细胞形态进行解释。

2. 临床表现

输血后产生的同种抗体可导致无症状的迟发性血清学输血反应（delayed serologic transfusion reaction，DSTR）或迟发性溶血性输血反应（delayed HTR，DHTR）。迟发性溶血性输血反应通常发生在患儿输血后 24 小时至 28 天，表现为发热和贫血反应。迟发性溶血性输血反应相关性溶血比急性溶血性输血反应相关性溶血持续时间更长，并且通常不会出现急性溶血性输血反应的急性症状和体征，但有的患儿可能会发生黄疸和白细胞计数增高。在迟发性溶血性输血反应中，由于溶血主要发生于血管外，所以即使个别患儿出现了血红蛋白尿，但极少发生急性肾衰竭和 DIC。有些病例无溶血症状，但出现不明原因的贫血及输血后血红蛋白浓度短暂升高后下降。

3. 鉴别诊断

发生迟发性血清学输血反应/迟发性溶血性输血反应时，血型抗体可能

存在于血清中或输注的红细胞上，或者两者中均存在，常规的抗体筛查和抗体鉴定能够检测到相应血型抗体。如果输注的红细胞依然存在于患儿体内，DAT 就可能为阳性。当患儿 DAT 为阳性时，应进行放散试验来进一步鉴定抗体。对输注的血液进行抗原分型有助于确诊。

4. 病理生理

在输血或造血干细胞移植后，患儿可能会产生一些不针对自身红细胞抗原的抗体。当输入的血液中含有与之对应的抗原，就会发生迟发性输血不良反应。初次同种异体免疫反应可以发生在接受抗原阳性的红细胞后数天至数月，发生时间取决于抗原的免疫原性及剂量。

迟发性血清学输血反应/迟发性溶血性输血反应几乎不发生于初次免疫时，如果发生，通常与再次输血相关。抗体的滴度在初次免疫发生后逐渐降低，这种现象称为抗体消失，在数月至数年后有 30%～60%的同种异体抗体不能被检测到。针对某些血型系统抗原的相关抗体，如 Kidd 血型系统，就常常表现出这一特点。再次输注重新暴露于相应供体的红细胞抗原时，激发性或记忆性抗体产生，产生的抗体在体内破坏患儿红细胞导致溶血反应。抗体产生速度及其诱导发生溶血的能力共同决定了患儿的临床表现。与迟发性血清学输血反应/迟发性溶血性输血反应相关的血型系统包括了 Rh、MNS、Duffy 和 Kidd 血型系统。

迟发性溶血性输血反应是一种严重的输血不良反应，具有较高的发生率和死亡率。迟发性溶血性输血反应常发生于镰状细胞病患儿和地中海贫血患儿，但在部分镰状细胞病患儿中未观察到红细胞同种抗体，DAT 通常为阴性，血清中检测不到抗体。迟发性溶血性输血反应的症状和体征与血管阻塞性危象重叠，易混淆，而且异体免疫的血清学检测结果常常被推迟。因此，必须快速明确诊断，避免进一步输血可能导致的危及生命的溶血。

5. 发生率

和急性溶血性输血反应一样，国内迟发性血清学输血反应/迟发性溶血性输血反应发生率未见报道，相关案例报道也较少。当然，部分疾病患儿中迟发性溶血性输血反应发生率也有报道，镰状细胞病患儿中其发生率为 4.0%～11.0%，地中海贫血患儿中其发生率达 20%以上。国外文献报道，迟发性血清学输血反应与急性溶血性输血反应发生率相当，而迟发性溶血性输血反应比急性溶血性输血反应发生率低；迟发性溶血性输血反应发生率为 0.15%，迟发性血清学输血反应发生率为 0.26%。实际上，迟发性溶血性输血反应发生率有可能被大大低估了，因为除长期需要输血的患儿外，其余大多数患儿在输血后并没有进行红细胞抗体筛查。

6. 治疗

一旦明确诊断，治疗措施取决于输入抗原阳性血液的量及抗体的效价和特异性。症状轻者对症处理，重者可使用免疫调节剂，如糖皮质激素、免疫球蛋白、利妥昔单抗、促红细胞生成素刺激剂。发生溶血反应后，应鉴定患儿血液中的抗体，避免输入相应抗原阳性的红细胞。

7. 预防

迟发性溶血性输血反应患儿既往的输血记录很重要，因为抗体随着时间推移可能无法检测到。如果已知引起迟发性血清学输血反应/迟发性溶血性输血反应的特异性抗体，可以通过输注相应抗原阴性的红细胞来预防。而镰状细胞病患儿和地中海贫血患儿即使输注交叉配血相合的血液，也可导致自体和输入的红细胞被破坏，发生溶血并危及生命。对于镰状细胞病患儿，可通过输注 ABO、Rh 表型匹配的红细胞来预防同种免疫，减少输血不良反应的发生。据文献报道，对于发生红细胞同种免疫的地中海贫血患儿，在第一年中，患儿输注 ABO、Rh、MNS 表型匹配的红细胞，第二年扩展到 Fy^a、Fy^b、Jk^a、Jk^b表型匹配的红细胞，两年后发现，这些患儿中未观察到新的红细胞同种免疫。在患有血红蛋白病的慢性输血患儿中，红细胞同种免疫很常见，但可以通过使用表型匹配的红细胞减少甚至预防其发生。在其他疾病的患儿中，红细胞的同种免疫发生率很低。

（二）输血相关移植物抗宿主病

1. 定义

同时满足以下第 1）条和第 2）条。

1）输血停止后 2 天至 6 周出现以下临床表现。

（1）特征性皮疹：红斑、丘疹等暴发性地从躯干蔓延到四肢，严重时可出现全身广泛的红皮病和出血性水疱。

（2）腹泻。

（3）发热。

（4）肝大。

（5）肝功能异常（谷草转氨酶、谷丙转氨酶、碱性磷酸酶、胆红素升高）。

（6）骨髓再生障碍性贫血。

（7）全血细胞减少。

2）皮肤和肝活检有特征性的组织学表现。

2. 临床表现

输血相关移植物抗宿主病是一种罕见的、病死率极高的输血不良反应。临床表现普遍发生在输血后4～30天，且新生儿的间隔会更长，典型特征出现在输血后2天至6周。患儿发生输血相关移植物抗宿主病，最先开始发热，接下来大量皮肤红斑剥脱，腹泻，肝衰竭，全血细胞减少。皮疹一般始于躯干，然后向四肢扩散，病情重者可能出现红皮病和出血性水疱。与异基因造血干细胞移植后发生的移植物抗宿主病不同，输血相关移植物抗宿主病可能引起严重的骨髓抑制，死亡率为80％～100％。输血相关移植物抗宿主病患儿多在输血后2个月内死亡。

3. 鉴别诊断

由于输血相关移植物抗宿主病的临床表现一般发生在输血后数天，因此临床上很难将患儿的表现与输血联系起来，反而容易认为这些症状是由其他的原因，如药物不良反应或病毒感染所致。对输血相关移植物抗宿主病患儿的皮肤进行活检，可发现外周血管周围淋巴细胞浸润、角质细胞坏死、致密性角化病及出血性水疱形成。分子检测技术，包括HLA分型、细胞遗传学分析和嵌合性评估都可用于诊断输血相关移植物抗宿主病。

4. 病理生理

患儿发生输血相关移植物抗宿主病需要3个前提。首先，供血者和受血者表达的HLA必须不同；其次，在输注的血液中必须含有免疫活性细胞；最后，受血者没有抵抗这些来自供血者免疫细胞的能力。决定输血相关移植物抗宿主病发病风险的3个主要因素：受血者免疫缺陷的程度、活性T淋巴细胞的数量及人群中遗传多样性的程度。输注血液中活性淋巴细胞的数量受血液成分保存时间、去白细胞及辐照情况的影响。虽然白细胞去除技术大大减少了血液成分中的淋巴细胞的数量，但这并不能完全消除发生输血相关移植物抗宿主病的风险。

发生输血相关移植物抗宿主病的危险因素包括白血病、淋巴瘤、移植或清髓性化疗后使用免疫抑制剂、先天性免疫功能缺陷和新生儿，尽管输血相关移植物抗宿主病不以免疫缺陷为基础。当供血者HLA基因为纯合子，而受血者HLA基因为杂合子时，有可能发生输血相关移植物抗宿主病。在这种情况下，受血者的免疫系统不能把输注的HLA基因纯合子淋巴细胞识别为外来物。输注的淋巴细胞却把宿主细胞识别为外来物，并对其发动免疫攻击。人群中的遗传多样性也影响了输血相关移植物抗宿主病的发病风险。

5. 发生率

输血相关移植物抗宿主病作为极其罕见的输血不良反应之一，临床症状没有特异性，因此不易诊断。有关文献报道，新生儿输血相关移植物抗宿主病的发生率高达71%。在儿童中，输血相关移植物抗宿主病一旦发生，病死率为80%～100%。

6. 治疗

目前已用各种免疫抑制剂来治疗输血相关移植物抗宿主病。然而，由于这种疾病通常是致命的，所以只有少数患儿被成功治愈，且大多成功案例中采用的治疗方式是干细胞移植。因此，对于输血相关移植物抗宿主病，目前的重点是预防。

7. 预防

唯一可有效预防输血相关移植物抗宿主病的措施是对血液成分进行辐照处理，辐照剂量至少为25Gy。以前指南推荐对全血、红细胞、血小板、粒细胞和液体血浆等进行辐照，而对FFP、冷沉淀、血浆凝血因子等不辐照。然而，FFP中鉴定出有增殖能力的T淋巴细胞。所以，对有输血相关移植物抗宿主病风险的患儿，对其应用的所有血液成分进行辐照是合乎情理的。

（三）输血后紫癜

1. 定义

同时满足以下2条

1）PLT较输血前降低80%以上。

2）可检测到人类血小板抗原（HPA）抗体或其他血小板特异性抗体。

2. 临床表现

输血后紫癜是一种相对罕见的输血不良反应，因此很难估计其实际发生率。其特征是输血后5～12天发生的暂时性急性免疫性血小板减少症，PLT $<10\times10^9$/L，可引起黏膜、胃肠道及泌尿道出血，严重时可出现颅内出血。通常出血症状可持续2～3天，大多在1～2周后停止，是一种自限性疾病。

3. 鉴别诊断

输血后紫癜的鉴别诊断主要是排除其他可能引起血小板减少的疾病，如自身免疫性血小板减少性紫癜、血栓性血小板减少性紫癜、肝素诱导的血小板减少症、DIC和药物诱导的血小板减少症。对于既往PLT正常又无其他疾病的患儿来说，输血后紫癜的诊断较为容易。但对于有多重疾病的患儿来说，诊断输血后紫癜比较困难，血小板的血清学检查有助于诊断。

4. 病理生理

输血后紫癜的发病机制与患儿体内含有血小板特异性同种抗体有关。这些患儿可能因输血而受到某些血小板抗原的刺激，继而产生了血小板抗体。在约70%的病例中可检测到针对人类血小板抗原1a（human platelet antigen 1a，HPA－1a）的抗体，其位于糖蛋白Ⅲa上。同时，针对HPA－1b、其他血小板抗原及HLA的抗体也与输血后紫癜的发生有关。

5. 治疗

目前治疗输血后紫癜主要采用的是IVIG。患儿平均在4天内就可出现疗效，有的甚至数小时内就有好转。对于未治疗的患儿，血小板减少症的病程约为2周，该病为自限性疾病。

6. 预防

使用白细胞过滤器有可能减少输血后紫癜的发生。输血后紫癜一般不会复发，但有输血后紫癜病史的患儿，应尽量选择血小板特异性抗原阴性的血小板进行输注。

（四）铁过载

铁过载是重型地中海贫血或镰状细胞病患儿常发生的输血不良反应，其具有许多继发性并发症，包括性发育延迟和生理发育延迟。在镰状细胞病和重型地中海贫血输血患儿中，发现肝铁含量增高、生长激素功能不全、原发性甲状腺功能减退和甲状旁腺功能减退。铁螯合剂去铁胺的使用对性发育延迟和内分泌并发症有积极作用。通常在输注1年或10～20U红细胞后进行铁负荷评估，如果存在铁过载，则应迅速进行铁螯合治疗，从而减少儿童生长发育迟缓或青春期延迟。

（五）输血传播性感染

输血传播性感染仅占输血不良反应总数的一小部分，约2%。除血液制备和使用过程中病原体污染使受血者感染外，还存在窗口期。虽经严格筛查，仍不能完全避免供血者血中带有病原体。最具有威胁的是甲型病毒性肝炎（简称甲肝）、乙型病毒性肝炎（简称乙肝）、丙型病毒性肝炎（简称丙肝）、获得性免疫缺陷综合征（简称艾滋病）、疟疾等传染性疾病。甲肝于输血后15～40天发病，乙肝于输血后60～120天发病，疟疾于输血后1～60天发病。在儿科患者中，尽管巨细胞病毒（CMV）感染在大多数个体中是无症状的，但在某些高危患儿群体引发危及生命的播散性感染的风险更高。这些高危群体包括低出生体重（<1200g）早产儿和造血干细胞移植（HSCT）接受者。新生儿感染 CMV 后的临床表现各异，表现可以从无症状的血清学改变直至死亡。在 CMV 阴性但接受 CMV 阳性骨髓移植的患儿中，CMV 感染发病率和病死率都很高，但在我国儿童群体中尚未引起重视。

参考文献

[1] 陈蕊，和润泞，刘昌盛，等. 云南省地中海贫血儿童意外抗体筛查及输血对策的探讨 [J]. 中国输血杂志，2022，35（6）：636－639.

[2] 袁高洁，李忠俊. 输血相关急性肺损伤的研究进展 [J]. 中华肺部疾病杂志（电子版），2021，14（3）：397－399.

[3] 游碧君，王金辉，庄鸿源. 儿童输血反应发生率及输血反应原因分析和改进措施探讨 [J]. 诊断学理论与实践，2021，20（4）：396－398.

[4] Fung M K. 美国血库协会技术手册 [M]. 19 版. 桂荣，主译. 北京：人民卫生出版社，2020.

[5] 高恒妙，钱素云.《儿科重症监护输血和贫血专家倡议：危重儿童红细胞输注专家共识》介绍 [J]. 中国实用儿科杂志，2020，35（12）：927－933.

[6] 章曼蘋，任宏，罗长缨，等. 儿童输血相关性移植物抗宿主病一例并文献复习 [J]. 国际输血及血液学杂志，2019，42（5）：407－412.

[7] Panch SR，Montemayor-Garcia C，Klein HG. Hemolytic transfusion reactions [J]. N Engl J Med，2019，381（2）：150－162.

[8] Belsito A，Costa D，Signoriello S，et al. Clinical outcome of transfusions with extended red blood cell matching in－thalassemia patients：a single－center experience [J]. Transfus Apher Sci，2019，58（1）：65－71.

[9] Tzounakas VL，Valsami SI，Kriebardis AG，et al. Red cell transfusion in paediatric patients with thalassemia and sickle cell disease：current status，challenges and perspectives [J]. Transfus Apher Sci，2018，57（3）：347 - 357.

[10] Pirenne F，Yazdanbakhsh K. How I safely transfuse patients with sickle－cell disease and manage delayed hemolytic transfusion reactions [J]. Blood，2018，131（25）：2773－2781.

[11] 屈柯暄. 儿童输血不良反应相关因素分析 [D]. 昆明：昆明医科大学，2017.

[12] Türkmen T，Qui D，Cooper N，et al. Red blood cell alloimmunization in neonates and children up to 3 years of age [J]. Transfusion，2017，57（11）：2720－2726.

[13] Vossoughi S，Perez G，Whitaker B I，et al. Analysis of pediatric adverse reactions to transfusions [J]. Transfusion，2017，58 (1)：60—69.

[14] Carson JL，Guyatt G，Heddle NM，et al. Clinical practice guidelines from the AABB red blood cell transfusion thresholds and storage [J]. JAMA，2016，316 (19)：2025—2035.

[15] New HV，Berryman J，Bolton—Maggs PHB，et al. Guidelines on transfusion for fetuses，neonates and older children [J]. Br J Haematol，2016，175 (5)：784—828.

[16] Vagace JM，Cardesa R，Corbacho A，et al. Etiopathological mechanisms and clinical characteristics of hyperhemolysis syndrome in Spanish patients with thalassemia [J]. Ann Hematol，2016，95 (9)：1419—1427.

[17] Gupta S，Fenves A，Nance S T，et al. Hyperhemoysis syndrome in a patient without a hemoglobinopathy，unresponsive to treatment with eculizumab [J]. Transfusion，2015，55 (3)：623—628.

[18] 徐朴，李艳. 输血与红细胞同种免疫 [J]. 微循环学杂志，2014，24 (1)：51—54.

[19] Lambert MP，Sullivan SK，Fuentes R，et al. Challenges and promises for the development of donor—independent platelet transfusions [J]. Blood，2013，121 (17)：3319—3324.

[20] Smith — Whitley K，Thompson AA. Indications and complications of transfusions in sickle cell disease [J]. Pediatr Blood Cancer，2012，59 (2)：358—364.

[21] 刘景汉，王德清. 临床输血学 [M]. 北京：人民卫生出版社，2011.

[22] Lavoie J. Blood transfusion risks and alternative strategies in pediatric patients [J]. Paediatr Anaesth，2011，21 (1)：14—24.

[23] Roback JD，Caldwell S，Carson J，et al. Evidence—based practice guidelines for plasma transfusion [J]. Transfusion，2010，50 (6)：1227—1239.

第五部分　儿童输血相容性检测

第八章　儿童输血相容性检测标准操作流程

第一节　ABO 血型鉴定试验

根据红细胞膜表面有无 A 抗原和（或）B 抗原，将红细胞 ABO 血型分为 A 型、B 型、AB 型及 O 型 4 种。红细胞凝集试验是指抗体和红细胞在液体介质中发生肉眼可见的凝集或溶血反应。通过红细胞凝集试验，进行正、反定型，从而可准确鉴定 ABO 血型。正定型是指用抗－A、抗－B 血型定型试剂来测定红细胞表面有无相应的 A 抗原和（或）B 抗原。反定型是指应用 A_1 型和 B 型试剂红细胞来测定血清中有无相应的抗－A 和（或）抗－B。根据受检者红细胞表达的 A 抗原、B 抗原及血清（或血浆）中的抗－A、抗－B 情况可判断 ABO 血型。ABO 血型常见鉴定方法包括纸片法/玻片法、试管法、微柱凝胶法等。

一、纸片法/玻片法

（一）原理

利用抗－A、抗－B 血型定型试剂（单克隆抗体）鉴定红细胞表面有无相应的A抗原和（或）B抗原，即正定型。纸片法/玻片法不适用于ABO血型反定型鉴定，因此只能用于ABO血型正定型初筛。

（二）仪器、试剂与耗材

1）仪器：变频振荡器、显微镜、阅片灯箱、试管架。

2）试剂：抗－A、抗－B血型定型试剂（单克隆抗体），生理盐水。

3）耗材：玻片/血型检定卡、一次性塑料吸管、记号笔等。

（三）标本要求

1）推荐使用乙二胺四乙酸（EDTA）抗凝静脉血，标本采集量为2mL，新生儿和婴幼儿患者可使用末梢血。

2）标本标识完整、清晰、准确。

3）标本质量符合要求，无血液稀释、细菌污染，离心后无溶血及明显乳糜。

（四）操作步骤

1）取洁净玻片/血型检定卡，在相隔一定距离做好标记。

2）按照编号加入浓度为2%～5%（或按抗－A、抗－B血型定型试剂说明书要求配制受检者红细胞悬液的浓度）受检者红细胞悬液各1滴（约50μL），依次分别加1滴（约50μL）抗－A、抗－B血型定型试剂（单克隆抗体）。

3）将玻片/血型检定卡轻轻放置在变频振荡器上或缓慢连续倾斜转动玻片/血型检定卡，使抗－A、抗－B血型定型试剂（单克隆抗体）与红细胞悬液充分混匀。

4）在15分钟内观察红细胞有无凝集或溶血，怀疑为弱凝集者，应使用试管法进行复查。

（五）室内质控

1）基本原则：对于抗－A、抗－B血型定型试剂（单克隆抗体），每次质控试验应至少选择一个阳性对照质控品、一个阴性对照质控品。

2）频次要求：推荐每批次试验进行室内质控；在每天试验开始前、试验过程中更换试剂批号后应再次进行室内质控。

3）操作要求：质控品标本与受检标本应采用完全相同的试验操作步骤。

4）商品选择：首选商品化质控品，也可以自制质控品。自制质控品应进行质量评价，并符合质量要求。

5）质控结果分析。

（1）质控结果在控，受检标本检测结果可用。

（2）质控结果失控，受检标本检测结果不可用，需查找原因、纠正影响因素后，重复检测。

（六）室间质评

按照要求参加国家级或省级输血相容性检测室间质量评价活动ABO正定型项目。

（七）结果判定与解释

1. 结果判定标准

1）阳性结果：红细胞形成凝集或溶血。

2）阴性结果：红细胞无凝集、无溶血。

纸片法/玻片法红细胞凝集强度评分标准见表8－1。

表8－1　纸片法/玻片法红细胞凝集强度评分标准

凝集强度	评分结果	描述
4＋	12	红细胞凝集成一个大块，血清清晰透明
3＋	10	红细胞凝集成数个大块，血清尚清晰
2＋	8	红细胞凝集分散成许多个小块，周围可见到游离红细胞
1＋	5	很多小的凝集块，周围有较多游离红细胞
±	3	非常多的小凝集块，镜下可见数个红细胞凝集在一起，周围有很多游离红细胞
－	0	镜下未见红细胞凝集，红细胞均匀分布

2. 结果解释

1）红细胞形成凝集或发生溶血为阳性结果。

2）红细胞无凝集、无溶血为阴性结果。

3）对结果有怀疑，应使用试管法重复检查。

ABO血型正定型反应格局见表8－2。

表 8-2　ABO 血型正定型反应格局

受检者血型	抗-A	抗-B
A	+	-
B	-	+
O	-	-
AB	+	+

（八）注意事项

1）纸片法/玻片法只适用于红细胞 ABO 定型检测。

2）选择洁净的玻片/血型检定卡，避免杂质污染而导致红细胞溶血。

3）为防止冷凝集现象的干扰，试验前应将抗-A、抗-B 血型定型试剂平衡至室温，并维持检测温度在 20℃～25℃。试剂用后应立即放回冰箱保存，以免细菌污染。正定型结果<3+时，需使用试管法重复检查，并根据情况加做其他辅助试验。

4）勿将玻片/血型检定卡放在加热的物体表面，以防水分蒸发，红细胞干涸。

5）如玻片/血型检定卡边缘干燥，易造成假阳性结果。

6）需在所用试剂说明书推荐的时限内观察、记录检测结果。

二、试管法

（一）原理

利用抗-A、抗-B 血型定型试剂（单克隆抗体）鉴定红细胞表面有无相应的 A 抗原和（或）B 抗原即正定型，利用已知 ABO 血型的试剂红细胞鉴定同一标本血清（或血浆）中的抗-A 和（或）抗-B 即反定型。正、反定型结果一致方可确定受检标本 ABO 血型，若正、反定型结果不一致，需增加辅助试验以确定受检标本 ABO 血型。

（二）仪器、试剂与耗材

1）仪器：低速离心机、免疫血液学离心机、显微镜、阅片灯箱、试管架。

2）试剂：抗－A、抗－B血型定型试剂（单克隆抗体），生理盐水，人ABO血型反定型用红细胞试剂。

3）耗材：一次性塑料硬试管、一次性塑料吸管、玻片、记号笔等。

（三）标本要求

1）推荐使用EDTA抗凝静脉血，静脉血管条件不好者或紧急情况下也可以使用动脉血，标本采集量≥3mL。

2）标识完整、清晰、准确。

3）标本质量符合要求，无细菌污染、血液稀释，离心后无溶血及明显乳糜。

（四）操作步骤

1. ABO血型正定型试验

1）取2支洁净试管，做好标记，按照标记分别向试管中加入1～2滴（50～100μL）抗－A、抗－B血型定型试剂（单克隆抗体）。

2）向标记试管中各加入1滴（50μL）浓度为2%～5%的被检红细胞悬液（推荐使用生理盐水配制的红细胞悬液，必要时用37℃生理盐水洗涤红细胞至少1次）。

3）轻轻混合试管内容物，以1000g离心15秒，或遵照离心机说明书要求离心。

4）将试管从离心机中取出，观察是否发生溶血（溶血可能是阳性反应或者是细菌污染），然后将试管缓慢倾斜，轻轻摇晃，使液体反复冲刷红细胞扣。当红细胞不再附着在试管壁上时，继续缓慢地倾斜和振摇试管，观察试管内是否形成均匀的红细胞悬液或凝集块。

5）怀疑为弱凝集者应转移至玻片上涂成薄片，在显微镜下观察，记录结果。通过ABO血型反定型试验进一步验证正定型结果。

2. ABO血型反定型试验

1）取3支洁净试管，做好标记，依次向每支试管中各加入2滴（100μL）被检血清（或血浆）。

2）向标记试管中分别加入1滴（50μL）浓度为2%～5%的A_1型、B型、O型试剂红细胞悬液。

3）轻轻混合试管内容物，以1000g离心15秒，或遵照离心机说明书要求离心。

4）将试管从离心机中取出，观察是否发生溶血（溶血可能是阳性结果或者是细菌污染），然后将试管缓慢倾斜，轻轻摇晃，使液体反复冲刷红细胞扣。当红细胞不再附着在试管壁上时，继续缓慢地倾斜和振摇试管，观察试管内是否形成均匀红细胞悬液或凝集块。

5）怀疑为弱凝集者应转移至玻片上涂成薄片，在显微镜下观察，记录结果。与正定型结果进行相互验证。

（五）室内质控

1）基本原则。

（1）对于抗－A、抗－B 血型定型试剂，每次质控试验选择 2 个不同凝集强度的阳性对照质控品和 1 个阴性对照质控品。

（2）对于 A_1 型试剂红细胞、B 型试剂红细胞，每次质控试验应选择 1 个凝集强度 2+的阳性对照质控品和 1 个阴性对照质控品。

2）频次要求：推荐每批次试剂进行室内质控；在每天试验开始前、试验过程中更换试剂批号后应再次进行室内质控。

3）操作要求：质控品标本与受检标本应采用完全相同的试验操作步骤。

4）商品选择：首选商品化质控品，也可以自制质控品。自制质控品应进行质量评价，并符合质量要求。

5）质控结果分析。

（1）质控结果在控，受检标本检测结果可用。

（2）质控结果失控，受检标本检测结果不可用，需查找原因、纠正影响因素后，重复检测直至合格。

（六）室间质评

1）按照要求参加国家级或省级输血相容性检测室间质量评价活动 ABO 正定型和反定型项目，成绩至少达到合格以上。

2）出现质量评价成绩不合格时，实验室应停止该检测项目，认真分析、查找原因，制定并实施整改、预防措施，在质量评价结果合格后，方可重新开展本检测项目。

（七）结果判定与解释

1. 结果判定标准

1）阳性结果：红细胞形成凝集或发生溶血。试管法红细胞凝集强度评分标准见表 8−3。

表 8−3 试管法红细胞凝集强度评分标准

凝集强度	评分	描述
4+	12	红细胞凝集成一大块，血清清晰透明
3+	10	红细胞凝集成数个大块，血清尚清晰
2+	8	红细胞凝集分散成许多个小块，周围可见到游离红细胞
1+	5	很多小的凝集块，周围有较多游离红细胞
±	3	非常多的小凝集块，镜下可见数个红细胞凝集在一起，周围有很多游离红细胞
mf	2	混合外观凝集（mixed field），镜下可见少数红细胞凝集，而绝大多数红细胞仍呈分散分布
pH	/	部分溶血，有一些红细胞残留
H	/	完全溶血，无红细胞残留
−	0	镜下未见红细胞凝集，红细胞均匀分布

2）阴性结果：红细胞无溶血，肉眼及镜下均未见凝集。

2. 结果解释

1）可参照表 8−4 进行 ABO 血型判定，正、反定型试验结果一致，方可确定 ABO 血型。

表 8−4 ABO 血型正、反定型反应格局

正定型（血型定型试剂+受检者红细胞）		受检者血型	反定型（受检者血清+试剂红细胞）		
抗−A	抗−B		A_1 型红细胞	B 型红细胞	O 型红细胞
+	−	A	−	+	−
−	+	B	+	−	−
−	−	O	+	+	−
+	+	AB	−	−	−

2）出现正、反定型结果不符时，首先应查看患儿月龄，婴幼儿体内血

型抗体未产生或血型抗体效价低，易出现常规血型鉴定方法不凝集或凝集很弱等现象，导致正、反定型结果不符。除生理性因素外，还应考虑试验技术、临床治疗和疾病等因素对受检标本检测结果的影响，分析出现正、反定型结果不符的可能原因。

（1）生理因素：可能包括但不限于以下方面。

①年龄因素：妊娠第5～6周即可在胚胎红细胞表面检测出ABO抗原。由于Ⅱ型前体物质不成熟，脐带血红细胞ABO抗原数量比成人少。出生后，随着年龄增长，前体链分支增多，更多的A抗原或B抗原得以表达，2～4岁时其表达水平与成人相近。

②抗体：婴幼儿体内的血型抗体随着月龄的增加逐渐产生，IgM类抗－A在4～5月龄婴幼儿中普遍产生，抗－B在8～10月龄婴幼儿中普遍产生；大于6月龄的婴幼儿，ABO血型抗体检测凝集强度评分≥4分（凝集≥1^{+W}）；大于9月龄的婴幼儿，ABO血型抗体检测凝集强度评分≥7分（凝集≥2^{+W}）。

（2）遗传因素：导致弱ABO亚型后代出现ABO抗原弱表达。

（3）实验技术因素：可能包括但不限于以下情况。

①标本错误。

②配制红细胞悬液浓度不当，抗原-抗体比例不当，出现前带或后带现象。

③试剂错误：加错试剂或漏加试剂。

④各种原因引起的红细胞溶血，误判为不凝集。

⑤未按试剂说明书操作。

⑥过度离心或离心不足。

⑦结果判读或记录错误。

（4）临床治疗因素：应排除以下情况。

①ABO正定型时出现“混合凝集”现象，应排除：ABO血型不合骨髓或外周血干细胞移植术后，正处于血型转换期；近期曾输过异型血，使患儿血液标本成为不同型别的红细胞混合物；混合凝集也出现于一些ABO亚型（如A_3亚型）；异卵双胞胎血型嵌合体和罕见的双精子受精血型嵌合现象。

②异常血清蛋白浓度或输注高分子量药物导致的血清或血浆悬浮红细胞非特异性凝集。

③注射马源免疫球蛋白的患儿抗－A异常缺失。

④近期输注非同型血浆成分（如A型患儿输注O型血小板，导致患儿血清中出现抗－A）。

⑤近期静脉注射免疫球蛋白，免疫球蛋白中可能含有ABO血型抗体。

（5）排除以上因素后，还需要考虑患儿是否存在以下特殊疾病因素：

①自身凝集素大量包被红细胞导致的血清或血浆悬浮红细胞自发凝集或自身凝集。

②由 pH 值依赖性自身抗体、试剂依赖性抗体（如 EDTA 或对羟基苯甲酸酯）或细胞缗钱状排列导致的假阳性反应。

③受检者血清蛋白紊乱（如巨球蛋白血症）或试验温度过高，常引起细胞呈缗钱状排列，使用生理盐水稀释或置换，可使假凝集消失。

④怀疑存在冷凝集素的标本，在进行血型鉴定时应使用 37℃生理盐水洗涤红细胞（至少 3 次）或者 45℃热放散红细胞后，再进行正定型检测。

⑤继发于先天性免疫缺陷或疾病治疗产生的严重低丙种球蛋白血症。

⑥白血病和其他恶性肿瘤患儿可表现为 ABO 抗原弱表达。

⑦获得性类 B：由于革兰阴性杆菌的作用，红细胞可获得“类 B”的活性，并表现为正、反定型结果不符。

综上所述，常见 ABO 血型正、反定型结果不符的可能原因见图 8－1。

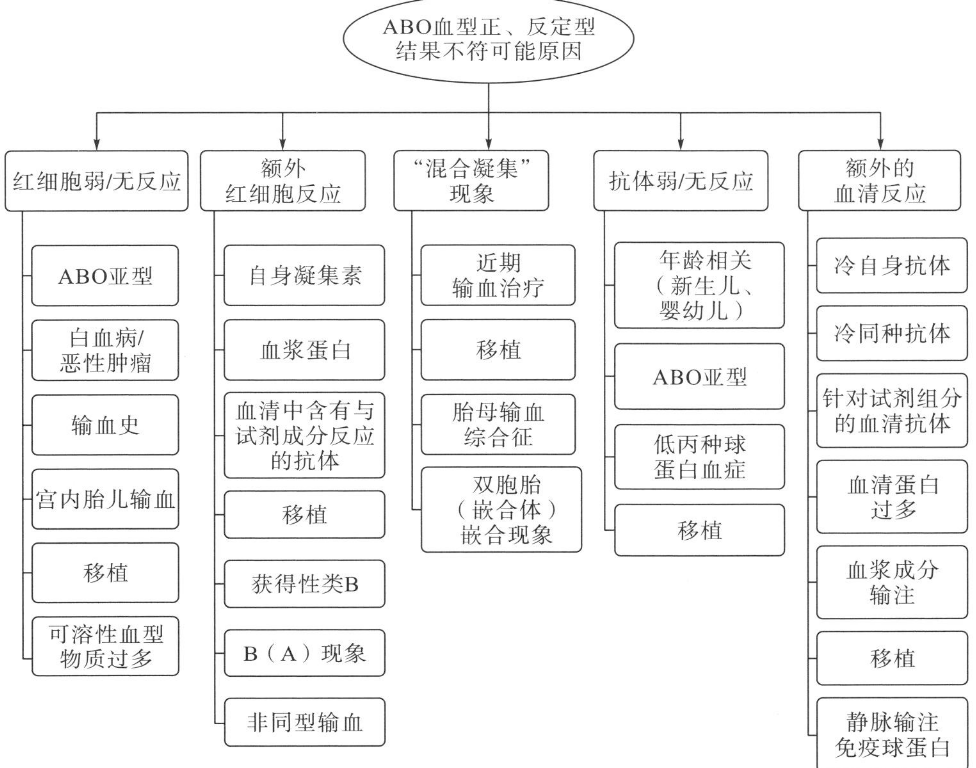

图 8－1 常见 ABO 血型正、反定型结果不符的可能原因

（八）注意事项

1）推荐使用有国家食品药品监督管理总局（CFDA）正式批准文号的商品化试剂红细胞；如实验室自制试剂红细胞，应选择3人份以上健康供血者同型新鲜红细胞混合，用生理盐水充分洗涤至少3次，以除去血浆中的抗体、蛋白成分及可溶性抗原，并经血型定型试剂正定型鉴定无误后方可使用。

2）试剂使用前应仔细阅读说明书并检查试剂的贮存条件是否符合要求、试剂是否变质失效。试剂血清用量、受检红细胞悬液的浓度和用量要遵照试剂说明书。

3）反复输血的患儿应抽取新的标本，出现“混合凝集”现象时一般要核对标本，必要时可重新抽取血样。

4）试验过程通常先加血浆，后加红细胞，注意离心速度、温度、红细胞悬液浓度及抗原抗体的比例对试验结果的影响。

5）注意患儿所使用药物对受检标本的影响。如果使用右旋糖酐、聚乙烯吡咯烷酮（PVP）等治疗，应注意洗涤受检红细胞；如果患儿使用肝素治疗，则应尽量在使用鱼精蛋白中和之后，再留取血液标本。

三、微柱凝胶法

（一）原理

微柱凝胶免疫分析技术是采用排阻层析原理，利用微柱内介质的分子筛效应来区分凝集反应中游离红细胞和凝集红细胞的技术，ABO血型鉴定微柱中分别含有IgM类抗－A、抗－B血型定型试剂（单克隆抗体），用于检测红细胞上的A抗原、B抗原。微柱内的介质起到分子筛作用，红细胞抗原与相应抗体结合，形成红细胞免疫复合物，在一定离心力下，该红细胞免疫复合物不能通过凝胶间隙而浮于凝胶表面或悬于凝胶中，为阳性反应；如无相应抗体结合，不能形成红细胞免疫复合物，分散的红细胞通过凝胶间隙沉于微柱腔底部，为阴性反应。

（二）仪器、试剂与耗材

1）仪器：低速离心机、微柱凝胶卡专用离心机、移液器、试管架、阅片灯箱、全自动血型分析仪（条件具备时）。

2）试剂：ABO、Rh 血型定型检测卡（单克隆抗体），生理盐水，人 ABO 血型反定型用红细胞试剂。

3）耗材：一次性塑料硬试管、一次性塑料吸管、一次性塑料吸液头、记号笔等。

（三）标本要求

1）推荐使用 EDTA 抗凝静脉血，静脉血管条件不好者或紧急情况下也可以使用动脉血。标本采集量为 2mL。

2）标本标识完整、清晰、准确。

3）标本质量符合要求，无血液稀释、细菌污染，离心后无溶血及明显乳糜。

（四）操作步骤

1．手工操作

1）准备工作：严格按照 ABO 血型鉴定微柱凝胶卡说明书的要求操作。将微柱凝胶卡离心做好标记，制备标准红细胞悬液（用生理盐水将试剂红细胞稀释至浓度为 0.8%～1.0%）。

2）将已配备的 0.8%～1.0% A_1 型、B 型、O 型试剂红细胞分别加入第 4（对照孔）、5、6 孔，每孔 50μL。

3）取患儿血浆分别加入第 4、5、6 孔，每孔 50μL。

4）取患儿压积红细胞 10μL 加入生理盐水 1mL，充分混匀（浓度为 1%），分别加入第 1、2、3 孔，每孔 50μL。

5）微柱凝胶卡专用离心机离心 5 分钟（900g 离心 2 分钟，1500g 离心 3 分钟），取出置于阅片灯箱前观察结果。

2．全自动血型分析仪操作

严格按照生产厂家提供的设备说明书操作。

（五）室内质评

详见“ABO 血型鉴定试验”中的试管法。

（六）室间质评

详见“ABO 血型鉴定试验”中的试管法。

（七）结果判定与解释

1. 结果判定标准

微柱凝胶卡反应结果判定标准如图 8－2 所示。

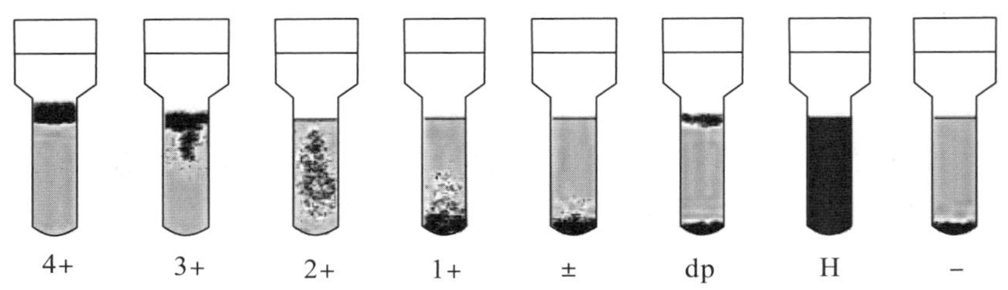

图 8－2 微柱凝胶卡反应结果示意图

1）阴性（－）：红细胞全部沉在微柱介质的底部，形成一个平整的红细胞聚集带。

2）阳性（＋）：红细胞发生溶血或凝集（浮在微柱介质表面或散布在微柱介质之中）。

（1）4＋：凝集的红细胞全部集中在微柱介质的顶部，基本上处于同一平面上。

（2）3＋：凝集的红细胞绝大部分集中在微柱介质的顶部，少部分在微柱介质顶部下呈“拖尾”状态。

（3）2＋：凝集的红细胞分布于整个柱体，微柱底部可见少量红细胞。

（4）1＋：凝集的红细胞绝大部分集中在微柱介质的下半部分，微柱底部可见少量红细胞。

（5）±：红细胞在微柱介质的底部形成一个粗糙的聚集带，聚集带的上方可见少量红细胞。

（6）双群（dp）：在微柱介质的顶部和底部分别出现一条红细胞聚集带。

（7）溶血（H）：红细胞溶解，作为阳性结果对待。微柱介质呈透明暗红色。

2. 结果解释

1）红细胞全部沉在微柱介质的底部，判定为阴性。

2）红细胞在微柱介质中出现凝集或溶血，判定为阳性。

3）血型判定参照表 8－4、图 8－2，正、反定型结果一致时方可确定

ABO 血型。

4）特殊结果分析：

（1）如对照孔为阳性则表明试验结果不可信，应查找原因。必要时采用试管法重复试验。

（2）标本血清中未完全去除纤维蛋白或补体的干扰、标本抗凝不完全、被细菌污染或标本太陈旧出现红细胞破碎时，均可能出现假阳性结果。

（3）血凝块、纤维蛋白或其他颗粒性物质会阻滞红细胞在微柱介质中的运动，容易产生假阳性结果。

（4）抗原、抗体比例不当，离心力过大或离心时间过长，漏加试剂等均可引起假阴性反应。

（5）注意排除其他因素对试验结果的影响，如 IgM 类意外抗体、患儿有近期异型输血史、骨髓移植或干细胞移植等。

（6）先天性免疫球蛋白缺乏、长期大量应用免疫抑制剂等可导致血型抗体减弱或消失，造成反定型困难。

（7）血清中存在 IgM 类自身免疫性血型抗体、冷凝集效价增高、多发性骨髓瘤、免疫球蛋白异常均可造成反定型困难。

（8）大于 6 月龄的婴幼儿，ABO 血型抗体检测凝集强度评分≤4 分（凝集≤1^{+W}）；大于 9 月龄的婴幼儿，ABO 血型抗体检测凝集强度评分≤7 分（凝集≤2^{+W}），需进一步分析，可能为亚型或抗原表达减弱。

（9）各种原因引起的红细胞溶血，提示红细胞抗原抗体阳性反应，也不排除其他原因所致的溶血。应认真分析标本，重复检测。

（10）未按试剂说明书操作。

（11）结果判定或记录错误。

（八）注意事项

1）微柱凝胶卡使用前必须经专用离心机离心。

2）严格按照微柱凝胶卡说明书要求贮存。

3）试验前应检查微柱凝胶卡封口是否完整、微柱凝胶卡液面是否干涸、微柱介质中是否有气泡，有上述情况则不能使用。

4）撕开微柱凝胶卡上的锡纸时，注意避免柱间特异性抗体试剂的交叉污染。

5）浓度过高或过低的红细胞悬液会引起结果异常。

6）建议离心后立即判定结果，不要将微柱凝胶卡水平放置。

7）红细胞在微柱中的运行轨迹可能不典型，需要从微柱凝胶卡的正反两面判定结果。

8）采用微柱凝胶法时，如果抗原抗体反应时间较短，有可能难以鉴别或漏检某些 ABO 亚型抗原。

第二节　Rh 血型鉴定试验

Rh 血型系统主要有 D、C、c、E、e 5 种抗原，在体内形成的天然抗体极少，主要是免疫性抗体。临床上常用抗－D、抗－E、抗－C、抗－c 和抗－e 5 种抗体（单克隆或多克隆）检测红细胞上的 Rh 血型抗原。在临床上，由于 D 抗原的抗原性最强、出现频率高、临床意义较大，故目前相关技术规范要求只检测 D 抗原。凡受检红细胞和抗－D 试剂凝集者为 RhD 阳性，不凝集者为 RhD 阴性。

一、RhD 血型鉴定试验（纸片法/玻片法）

（一）原理

利用抗－D 血型定型试剂（单克隆 IgM 类抗体）中的 IgM 类抗－D 和红细胞表面的对应抗原（D 抗原）在盐水介质中反应，一个 IgM 类抗－D 可以同时结合多个红细胞表面的 D 抗原，导致带有相应抗原的红细胞发生凝集，而不带有相应抗原的红细胞不发生凝集，从而判断受检红细胞上有无 RhD 抗原。凡受检红细胞和抗－D 血型定型试剂凝集者判定为 RhD 阳性，无凝集者判定为初检 RhD 阴性。

（二）仪器、试剂与耗材

1）仪器：变频振荡器、显微镜、阅片灯箱、试管架。

2）试剂：抗－D 血型定型试剂（单克隆 IgM 类抗－D 或 IgM＋IgG 混合型抗－D）、生理盐水。

3）耗材：玻片/血型检定卡、一次性塑料吸管、记号笔等。

（三）标本要求

详见“ABO 血型鉴定试验”中的纸片法/玻片法。

（四）操作步骤

1）取洁净玻片/血型检定卡，在相隔一定距离做好标记。

2）按照编号加入浓度为 2%～5%的受检者红细胞悬液各 1 滴（50μL），分别加 1 滴（50μL）抗-D 血型定型试剂。

3）将玻片/血型检定卡轻轻放置在专用振荡器上，打开振荡器开关，使抗-D 血型定型试剂与红细胞悬液充分混匀。

4）在 15 分钟内观察红细胞有无凝集和溶血，怀疑为弱凝集者，应使用试管法进行复查。

（五）室内质控

1）基本原则：对于抗-D 血型定型试剂，每次质控试验应至少选择一个阳性对照质控品、一个阴性对照质控品。

2）频次要求：推荐每批次试验进行室内质控；在每天试验开始前、试验过程中更换试剂批号后应再次进行室内质控。

3）操作要求：受检标本与质控品标本必须采用相同试验操作步骤。

4）商品选择：首选商品化质控品，也可以自制质控品。自制质控品应进行质量评价，并符合质量要求。

5）质控结果分析。

（1）质控结果在控，受检标本检测结果可用。

（2）质控结果失控，受检标本检测结果不可用，需查找原因、纠正影响因素后，重复检测直至合格。

（六）室间质评

1）按照要求参加国家级或省级输血相容性检测室间质量评价活动 RhD 项目，成绩至少达到合格以上。

2）出现成绩不合格时，实验室应停止该检测项目，认真分析、查找原因，制定并实施整改、预防措施，在质量评价结果合格后，方可重新开展本检测项目。

（七）结果判定与解释

1. 结果判定标准

1）红细胞出现凝集判定为阳性结果，凝集强度可参照表8−1。

2）红细胞无凝集判定为阴性结果。

2. 结果解释

1）生理盐水对照阴性，受检标本结果为阳性，即可判定受检者为RhD阳性。

2）生理盐水对照阴性，受检标本结果为阴性：

（1）受检者为患儿（或潜在受血者），可以直接解释为RhD阴性。

（2）受检者为供血者，需要做RhD阴性确认试验，进一步排查D变异型等。

3）盐水对照阳性，结果无效。需查找原因，重复试验，必要时增加辅助试验。

4）对结果有怀疑，应用试管法重复检测或在显微镜下观察结果。

（八）注意事项

1）玻片法/纸片法一般只适合于临床体检时的RhD血型鉴定，不适于输血前供血者和患儿的RhD血型鉴定，也不适合D变异型检测及RhD阴性确认等试验。

2）抗−D血型定型试剂如出现浑浊则不能使用，若开瓶使用时间较长，最好用已知RhD阴性、RhD阳性红细胞检查结果是否符合，以防试剂污染、变质、失效而造成鉴定结果错误。

3）抗−D血型定型试剂应在有效期内使用，每批使用前应检测其特异性和效价。

4）应尽量使用新鲜的、非溶血的受检标本。高脂肪性、黄疸性或微生物污染的受检标本可能导致错误的检测结果。

5）推荐使用EDTA抗凝标本，避免出现血凝集块或小的纤维蛋白凝集块干扰结果判定。

6）患儿和供血者RhD血型鉴定时，应区别对待。

二、RhD 血型鉴定试验（试管法）

（一）原理

抗-D 血型定型试剂（单克隆 IgM 类抗体）在盐水介质里能同时与多个红细胞膜上的 D 抗原结合，导致红细胞发生凝集。通过离心作用可加速凝集反应，出现肉眼可见的红细胞凝集块，根据是否出现凝集可判断红细胞膜上是否存在 D 抗原。该试验适用于体检、输血前及新生儿溶血病等 RhD 血型鉴定。对于供血者，D 抗原初筛阴性时还需要进一步做 RhD 阴性确认试验。

（二）仪器、试剂与耗材

1）仪器：低速离心机、免疫血液学离心机、显微镜、阅片灯箱、试管架。

2）试剂：抗-D 血型定型试剂（单克隆 IgM 类抗-D 或 IgM+IgG 混合型抗-D）、生理盐水。

3）耗材：一次性塑料硬试管、一次性塑料吸管、记号笔等。

（三）标本要求

详见“ABO 血型鉴定试验”中的试管法。

（四）操作步骤

1）取 2 支洁净试管，做好标记，分别加入 2 滴（100μL）抗-D 血型定型试剂、对照试剂（如生理盐水）

2）再各加入 1 滴（50μL）浓度为 2%～5%的受检红细胞悬液（用生理盐水配制）。

3）轻轻混合试管内容物，以 1000g 离心 15 秒，或按抗-D 血型定型试剂说明书要求离心。

4）将试管从离心机中取出，观察是否发生溶血（背景颜色为红色）。将试管缓慢倾斜和振摇，使液体反复冲刷红细胞扣，当红细胞不再附着在试管壁上时，继续缓慢地倾斜和振摇试管，置于阅片灯箱前观察试管内是否形成均匀的红细胞悬液或凝集块。

5）怀疑为弱凝集者应转移至玻片上涂成薄片，在显微镜下观察，记录结果。

（五）室内质控

详见“Rh 血型鉴定试验”中的 RhD 血型鉴定试验（纸片法/玻片法）。

（六）室间质评

详见“Rh 血型鉴定试验”中的 RhD 血型鉴定试验（纸片法/玻片法）。

（七）结果判定与解释

1）结果判定标准：参照表 8－5。

表 8－5　RhD 血型反应格局表

抗－D	对照管	试验结果
＋	－	阳性
－	－	阴性
＋/－	＋	无效

2）结果解释。

（1）试验管凝集、对照管不凝集可判断为阳性结果。

（2）试验管及对照管均不凝集，可判断为阴性结果。

（3）对照管凝集，结果无效。需查找原因，重复试验，必要时增加辅助试验。

（八）注意事项

1）使用抗－D 血型定型试剂检测患儿红细胞时，如结果为阴性，不需要进一步进行弱 D 鉴定。

2）使用 IgM＋IgG 混合型抗－D 血型定型试剂检测患儿红细胞时，只能采用盐水法检测，不能采用间接抗人球蛋白法检测。

3）对照管阳性时，可能提示异常蛋白干扰、IgG 或 IgM 自身抗体干扰，可以采用常温生理盐水洗涤、37℃生理盐水洗涤或 45℃振荡孵育和洗涤来消除干扰。

4）患儿和供血者 RhD 血型定型检测时，应区别对待。

三、RhD 血型鉴定试验（微柱凝胶法）

（一）原理

详见“ABO 血型鉴定试验”中的微柱凝胶法。

（二）仪器、试剂与耗材

1）仪器：低速离心机、微柱凝胶卡专用离心机、移液器、试管架、阅片灯箱、全自动血型分析仪（条件具备时）。

2）试剂：ABO、Rh 血型定型检测卡（单克隆抗体），生理盐水。

3）耗材：一次性塑料硬试管、一次性塑料吸管、一次性塑料吸液头、记号笔。

（三）标本要求

详见“ABO 血型鉴定试验”中的微柱凝胶法。

（四）操作步骤

手工操作应严格按照微柱凝胶卡说明书的要求进行。

（五）室内质控

详见“Rh 血型鉴定试验”中的 RhD 血型鉴定试验（试管法）。

（六）室间质评

详见“Rh 血型鉴定试验”中的 RhD 血型鉴定试验（试管法）。

（七）结果判定与解释

1）结果判定标准：详见“ABO 血型鉴定试验”中的微柱凝胶法。

2）结果解释。

（1）质控孔阴性，受检孔红细胞沉淀在微柱介质底部，判定为阴性。对于 RhD 阴性供血者还需要进一步做 RhD 阴性确认试验；对于 RhD 阴性患儿，不需要进一步做 RhD 阴性确认试验。

（2）质控孔阴性，受检孔红细胞溶血、红细胞分布于微柱介质中，均判定为阳性。

（3）质控孔阳性，表明试验结果不可信，应查找原因，必要时用试管法重复试验。

（八）注意事项

1）标本抗凝不完全，可出现假阳性结果。

2）离心速度、离心力不合适，也可能出现假阳性或假阴性结果。

3）如果应用未抗凝血标本，血清应析出充分，排除纤维蛋白干扰，制备的红细胞悬液不能含有凝集块。

4）离心过程中要防止孔间污染，干扰结果。

5）如果质控孔为阳性，则提示结果不可靠，应使用生理盐水洗涤红细胞并重新检测。如果质控孔结果变为阴性，则可以判定结果。

6）微柱凝胶法 RhD 血型鉴定试验通常都是与 ABO 血型鉴定试验共用微柱凝胶卡，共用质控孔，两个试验同步进行。

四、RhC、c、E、e 血型鉴定试验（试管法）

（一）原理

Rh 血型系统单克隆 IgM 类血型抗体可以使具有相应抗原的红细胞在盐水介质中发生肉眼可见的凝集，利用这一反应可以鉴定出红细胞表面的 Rh 血型抗原。

（二）仪器、试剂与耗材

1）仪器：低速离心机、免疫血液学离心机、显微镜、阅片灯箱、试管架。

2）试剂：生理盐水、抗－E 血型定型试剂（单克隆 IgM 类抗体）、抗－e 血型定型试剂（单克隆 IgM 类抗体）、抗－C 血型定型试剂（单克隆 IgM 类抗体）、抗－c 血型定型试剂（单克隆 IgM 类抗体）。

3）耗材：一次性塑料硬试管、一次性塑料吸管、记号笔等。

（三）标本要求

1）推荐使用 EDTA 抗凝静脉血，静脉血管条件不好者或紧急情况下也可以使用动脉血，标本采集量为 2mL。新生儿或婴幼儿可以使用末梢血。

2）标本标识完整、清晰、准确。

3）标本质量符合要求，无血液稀释、细菌污染，离心后无溶血及明显乳糜。

（四）操作步骤

1）取 5 支洁净试管，做好标记，按照标记分别向试管中加入 2 滴（100μL）抗－E、抗－e、抗－C、抗－c 血型定型试剂（单克隆 IgM 类抗体）及对照试剂（生理盐水）。

2）向标记试管中各加入 1 滴（50μL）浓度为 2%～5%的被检红细胞悬液（推荐使用生理盐水配制，必要时用 37℃ 生理盐水洗涤红细胞至少 1 次）。

3）轻轻混合试管内容物，以 1000g 离心 15 秒。

4）将试管从离心机中取出，观察是否发生溶血（背景颜色为红色）。将试管缓慢倾斜，轻轻摇晃，使液体反复冲刷红细胞扣，当红细胞不再附着在试管壁上时，继续缓慢地倾斜和振摇试管，置于阅片灯箱前观察试管内是否形成均匀红细胞悬液或凝集块。

5）怀疑为弱凝集者应转移至玻片上涂成薄片，在显微镜下观察，记录结果。

（五）室内质控

详见“ABO 血型鉴定试验”中的试管法。

（六）室间质评

目前未开展 RhC、c、E、e 血型鉴定试验的室间质评。

（七）结果判定与解释

1. 结果判定

1）阳性结果：红细胞形成凝集或发生溶血。

2）阴性结果：红细胞无凝集、无溶血。

2. 结果解释

1）阳性结果：表示受检红细胞上有相应抗原。

2）阴性结果：表示受检红细胞上没有相应抗原。

3）根据受检红细胞表面抗原，可分为 CCee、CCEE、CCEe、Ccee、CcEE、CcEe、ccee、ccEE、ccEe 各型（表 8－6）。

表 8－6　RhC、c、E、e 血型反应格局

抗－C	抗－c	抗－E	抗－e	对照管	表面抗原表型
+	−	−	+	−	CCee
+	−	+	−	−	CCEE
+	−	+	+	−	CCEe
+	+	−	+	−	Ccee
+	+	+	−	−	CcEE
+	+	+	+	−	CcEe
−	+	−	+	−	ccee
−	+	+	−	−	ccEE
−	+	+	+	−	ccEe

（八）注意事项

1）严格按照试剂说明书贮存，长时间贮存在室温或反复冻融会使试剂失去活性。

2）严格按试剂说明书要求操作。

3）虽然 IgM 类抗体与相应红细胞抗原的最适反应温度是 4℃，但为了防止冷凝集干扰，一般在室温（20℃～24℃）条件下进行试验。37℃条件下可使反应减弱，导致弱抗原漏检。

五、RhC、c、E、e 血型鉴定试验（微柱凝胶法）

（一）原理

Rh 血型系统单克隆 IgM 类血型抗体可以使具有相应抗原的红细胞在盐

水介质中发生肉眼可见的凝集，利用这一反应可以鉴定出红细胞表面的 Rh 血型抗原。

（二）仪器、试剂与耗材

1）仪器：低速离心机、微柱凝胶卡专用离心机、移液器、阅片灯箱、试管架。

2）试剂：生理盐水、Rh 血型抗原检测卡（单克隆抗体）。

3）耗材：一次性塑料硬试管、一次性塑料吸液头、记号笔等。

（三）标本要求

1）推荐使用 EDTA 抗凝静脉血，静脉血管条件不好者或紧急情况下也可以使用动脉血，标本采集量为 2mL，新生儿或婴幼儿可以使用末梢血。

2）标本标识完整、清晰、准确。

3）标本质量符合要求，无血液稀释、细菌污染，离心后无溶血及明显乳糜。

（四）操作步骤

1）红细胞悬液的配制：取患儿适量红细胞，经生理盐水洗涤 3 次，取洗涤后红细胞配成浓度为 0.8%～1%的红细胞悬液备用。

2）加样：取备用红细胞悬液分别加入抗－D 孔、抗－C 孔、抗－c 孔、抗－E 孔、抗－e 孔、对照孔，每孔 50μL。

3）使用微柱凝胶卡专用离心机离心 5 分钟（900g 离心 2 分钟，1500g 离心 3 分钟），取出置于阅片灯箱前观察结果。

（五）室内质控

详见“ABO 血型鉴定试验”中的试管法。

（六）室间质评

不适用。

（七）结果判定与解释

1. 结果判定

1）红细胞全部沉淀在微柱介质的底部，判读为阴性。

2）红细胞在微柱介质中出现凝集或溶血，判读为阳性。

3）综合结果参照表 8-6，凝集强度参照表 8-1。如对照孔为阳性则表明试验结果不可信，应查找原因，必要时采用试管法重复试验。

2. 结果解释

1）阳性结果：表示受检红细胞上有相应抗原。

2）阴性结果：表示受检红细胞上没有相应抗原。

3）根据患儿红细胞表面抗原，可分为 CCee、CCEE、CCEe、Ccee、CcEE、CcEe、ccee、ccEE、ccEe 各型。

（八）注意事项

1）严格按照 Rh 血型抗原检测卡的说明书操作。

2）试管、吸液头必须清洁干燥，防止溶血。

3）微柱凝胶卡应严格按照说明书要求贮存。

4）试验前应检查微柱凝胶卡封口是否完整、微柱凝胶卡液面是否干涸、微柱介质中是否有气泡，有上述情况则不能使用，使用前必须经专用离心机离心。

5）撕开微柱凝胶卡上的锡纸时，注意避免柱间特异性抗体试剂的交叉污染。

6）建议离心后立即判定结果，不要将微柱凝胶卡水平放置。

7）红细胞在微柱中的运行轨迹可能不典型，需要从微柱凝胶卡的正反两面判定结果。

8）红细胞悬液严格按照试剂说明书配制。

9）如在微柱孔中出现溶血现象，提示为红细胞抗原抗体阳性反应，也不排除其他原因所致溶血，故对此标本要认真分析，并向上级主管技术人员报告并讨论。

第三节　其他血型抗原鉴定试验

本节以试管法 MN 血型抗原鉴定为例，介绍其他血型抗原鉴定试验。

一、原理

IgM类（或少部分IgA类）特异性血型抗体在盐水介质里能同时与多个红细胞膜上的抗原决定簇结合、交叉连接，导致红细胞发生凝集。通过离心作用加速凝集反应，出现肉眼可见的红细胞凝集块，根据是否出现凝集块可判断红细胞膜上是否存在相应的特异性抗原。

二、仪器、试剂与耗材

1）仪器：低速离心机、免疫血液学离心机、显微镜、试管架、阅片灯箱。

2）试剂：生理盐水、抗－M血型定型试剂（单克隆抗体）、抗－N血型定型试剂（单克隆抗体）。

3）耗材：一次性塑料硬试管、一次性塑料吸管、玻片、记号笔等。

三、标本要求

详见“ABO血型鉴定试验”中的试管法。

四、操作步骤

1）取2支洁净试管，做好标记，在试管中分别加入1滴（50μL）抗－M和抗－N血型定型试剂。

2）在标记好的试管内分别加入1滴（50μL）浓度为2%～5%的受检红细胞悬液。

3）轻轻混匀内容物，以1000g离心15秒。

4）将试管从离心机中取出，观察是否发生溶血（背景颜色为红色），然后将试管缓慢倾斜和振摇，使液体反复冲刷红细胞扣。当红细胞不再附着在试管壁上时，继续缓慢地倾斜和振摇试管，置于阅片灯箱前观察试管内是否形成均匀的红细胞悬液或凝集块。

5）怀疑为弱凝集者应转移至玻片上涂成薄片，在显微镜下观察，记录结果。

五、室内质控

详见“ABO血型鉴定试验”中的试管法。

六、室间质控

不适用。

七、结果判定与解释

1. 结果判定

1）阳性结果：红细胞形成凝集或发生溶血。

2）阴性结果：红细胞无凝集、无溶血。

2. 结果解释

1）阳性结果：表示受检红细胞上有相应抗原。

2）阴性结果：表示受检红细胞上没有相应抗原。

3）根据患儿红细胞表面抗原，可分为M、MN、N各型血型，具体结果参照表8－7。

表8－7 MN血型反应格局

抗－M	抗－N	对照	结果
＋	－	－	M
＋	＋	－	MN
－	＋	－	N

八、注意事项

1）严格按血型定型试剂说明书要求操作。

2）虽然 IgM 类抗体与相应红细胞抗原的最适反应温度是 4℃，但为了防止冷凝集干扰，一般在室温（20℃～24℃）条件下进行试验。37℃条件下可使反应减弱，导致弱抗原漏检。

第四节　红细胞意外抗体筛查试验

意外抗体是指抗－A、抗－B 以外的血型抗体，有 0.3%～2.0%的住院患儿血清中含有意外抗体，一般包含同种抗体和自身抗体。意外抗体通常由妊娠、输血、移植或注射免疫物质等引起。红细胞意外抗体筛查试验的目的是发现有临床意义的意外抗体。通常选择有临床意义的具有常见血型抗原的 O 型红细胞，采用盐水介质法、凝聚胺法、盐水抗人球蛋白法、低离子盐溶液抗人球蛋白法或微柱凝胶法进行红细胞意外抗体筛查试验，检测患儿血清或血浆中是否存在红细胞意外抗体。如果患儿血清或血浆中存在红细胞意外抗体，应鉴定其特异性，评估其临床意义。具有临床意义的红细胞意外抗体可引起新生儿溶血病和溶血性输血反应。

一、盐水介质法

（一）原理

IgM 类意外抗体可在室温盐水介质中与具有对应抗原的红细胞发生凝集反应，盐水介质法可检出患儿血液中是否存在 IgM 类意外抗体。

（二）仪器、试剂与耗材

1）仪器：低速离心机、免疫血液学离心机、显微镜、阅片灯箱、试管架。

2）试剂：不规则抗体检测试剂（人血红细胞）、生理盐水。

3）耗材：一次性塑料硬试管、一次性塑料吸管、记号笔等。

（三）标本要求

详见“ABO 血型鉴定试验”中的试管法。

（四）操作步骤

以使用 3 组不规则抗体检测试剂为例。

1）取 4 支洁净试管，分别做好标记（Ⅰ、Ⅱ、Ⅲ和自身对照）。

2）每支试管中分别加入 2 滴（100μL）患儿血浆或血清，再按标记在Ⅰ、Ⅱ、Ⅲ管分别加入 1 滴（50μL）浓度为 2%～5%不规则抗体检测试剂，在自身对照管加入自身红细胞、混匀。

3）轻轻混匀试管内容物，以 1000g 离心 15 秒。

4）观察红细胞有无发生凝集或溶血，必要时显微镜下观察，并记录结果。

（五）室内质控

详见“ABO 血型鉴定试验”中的试管法。

（六）室间质评

不适用。

（七）结果判定与解释

1. 结果判定标准

详见“ABO 血型鉴定试验”中的试管法。

2. 结果解释

1）自身对照管及Ⅰ、Ⅱ、Ⅲ管均无凝集或溶血，表明未检出 IgM 类意外抗体。

2）自身对照管无凝集或溶血，Ⅰ、Ⅱ、Ⅲ管中至少有 1 管出现凝集或溶血，表明患儿血清或血浆含有 IgM 类同种意外抗体。

3）自身对照管及Ⅰ、Ⅱ、Ⅲ管均出现凝集，表明患儿血清或血浆含有自身抗体，同时伴有 IgM 类同种意外抗体。

4）盐水介质试验阴性结果不排除 IgG 类意外抗体存在。

（八）注意事项

1）盐水介质法通常只能检出 IgM 类意外抗体，不能常规单独采用盐水介质法检测红细胞意外抗体。

2）意外抗体筛查为阴性，并不意味着受检血清中一定没有意外抗体，一些低频抗体或有剂量效应的弱抗体可能会因试验条件和所选谱细胞不足而漏检。

二、凝聚胺法

（一）原理

红细胞表面带有大量负电荷，使红细胞间相互排斥。通过加入带有正电荷的低离子介质溶液，降低介质的离子强度，减少红细胞周围的阳离子云，可促进抗原抗体结合。加入凝聚胺溶液，中和红细胞表面的负电荷，缩短红细胞之间距离，在离心力作用下，使红细胞产生非特异性凝集。然后加入悬浮液，中和凝聚胺阳离子的作用，当红细胞非特异性凝集散开，试验结果为阴性。当红细胞上结合有 IgG 类抗体时，红细胞发生的特异性凝集不会散开，试验结果为阳性。

（二）仪器、试剂与耗材

1）仪器：低速离心机、免疫血液学离心机、显微镜、阅片灯箱、试管架。

2）试剂：不规则抗体检测试剂（人血红细胞）、凝聚胺介质试剂。

3）耗材：一次性塑料硬试管、一次性塑料吸管、玻片、记号笔等。

（三）标本要求

详见“ABO 血型鉴定试验”中的试管法。

（四）操作步骤

以使用3组不规则抗体检测试剂为例。

1）取4支洁净试管，分别做好标记（Ⅰ、Ⅱ、Ⅲ和自身对照）。

2）每支试管中分别加入2滴（100μL）患儿血浆或血清，再按标记在Ⅰ、Ⅱ、Ⅲ管分别加入1滴（50μL）不规则抗体检测试剂，在自身对照管加入自身红细胞，混匀。

3）每管加入低离子介质溶液（LIM）0.65mL，混匀。

4）每管加入凝聚胺溶液2滴（100μL），混匀，以1000g离心15秒，弃上清液，不要沥干，让管底残留约0.1mL液体。轻摇试管，观察有无凝集，有凝集者可进行下一步试验，如无凝集需重做试验。

5）每管中加入2滴（100μL）悬浮液。

6）轻轻摇动试管混匀并同时观察结果。如果在60秒内凝集散开，表明未检出IgG类意外抗体；如凝集不散开，配血结果不相合，表明检出IgG类意外抗体。

7）怀疑为弱凝集者应转移至玻片上涂成薄片，在显微镜下观察，记录结果。

（五）室内质控

详见“ABO血型鉴定试验”中的试管法。

（六）室间质评

1）按照要求参加国家级或省级输血相容性检测室间质量评价活动意外抗体筛查项目，成绩至少达到合格以上。

2）出现成绩不合格时，实验室应停止该检测项目，认真分析、查找原因，制定并实施整改、预防措施，在得出满意评估结果后，方可重新开展本检测项目。

（七）结果判定与解释

1. 结果判定标准

详见“ABO血型鉴定试验”中的试管法。

2. 结果解释

1）自身对照管及Ⅰ、Ⅱ、Ⅲ管均无凝集或溶血，表明未检出IgG类意外抗体。

2）自身对照管无凝集或溶血，Ⅰ、Ⅱ、Ⅲ管中至少有1管出现凝集或溶血，表明患儿血清或血浆含有IgG类同种意外抗体。

3）自身对照管及Ⅰ、Ⅱ、Ⅲ管均凝集，表明患儿血清或血浆含有自身抗体同时伴有IgG类同种意外抗体（表8-8）。

表8-8 意外抗体筛查试验结果解释

抗体筛选细胞	自身细胞	结果解释
阴性	阴性	未检出IgG类意外抗体
阳性	阴性	意外抗体
阴性	阳性	自身抗体， 意外抗体+DAT阳性
阳性	阳性	自身抗体， 意外抗体+自身抗体， 意外抗体+DAT阳性

（八）注意事项

1）凝聚胺法对Kell血型系统的抗体检测效果不理想，对抗-K灵敏度低，容易发生漏检。

2）IgM类意外抗体也可以在凝聚胺法试验中出现阳性结果，需要加做盐水介质试验，以区分阳性结果是由单独IgG类意外抗体所致，还是由IgM+IgG混合型意外抗体所致。

3）注意本方法存在的非特异性因素。

（1）试验过程中加样不准、反应时间过短、离心力不足、观察结果振摇过重及观察时间超过1分钟都会造成假阴性结果。

（2）对弱反应容易漏检，部分试验结果需在显微镜下观察。

4）某些治疗过程、药物可影响试验结果：

（1）透析、介入、体外循环等治疗后患儿血清或血浆中含大量肝素。

（2）患儿输入大量低分子量右旋糖酐时出现红细胞缗钱状排列。采用等量生理盐水置换法，此种假凝集即会消失。

三、间接抗人球蛋白法

（一）原理

在盐水介质中多数 IgG 类血型抗体与红细胞膜上相应血型抗原结合后，只能发生致敏反应而不能出现肉眼可见的凝集反应。当加入抗人球蛋白试剂后，该抗体（二抗）可与多个包被在红细胞膜上的 IgG 类抗体（一抗）的 Fc 段结合，通过抗人球蛋白的桥联作用，使致敏红细胞发生肉眼可见的凝集反应。目前许多商品化血型血清试剂为 IgG 型，需要在抗人球蛋白介质中鉴定对应血型抗原。

（二）仪器、试剂与耗材

1）仪器：低速离心机、免疫血液学离心机、37℃电热恒温水浴箱、显微镜、阅片灯箱、试管架。

2）试剂：不规则抗体检测试剂（人血红细胞）、抗人球蛋白（抗−IgG、抗−C3d）试剂、生理盐水。

3）耗材：一次性塑料硬试管、一次性塑料吸管、玻片、记号笔等。

（三）标本要求

详见“ABO 血型鉴定试验”中的试管法。

（四）操作步骤

以使用 3 组不规则抗体检测试剂为例。

1）取 4 支洁净试管，分别做好标记（Ⅰ、Ⅱ、Ⅲ和自身对照）。

2）每支试管中分别加入 2 滴（100μL）患儿血浆或血清，再按标记在Ⅰ、Ⅱ、Ⅲ管分别加入 1 滴（50μL）浓度为 2%～5%的不规则抗体检测试剂，在自身对照管中加入自身红细胞，混匀。

3）经 1000g 离心 15 秒，观察有无凝集和溶血，记录结果。

4）直接离心结果为阴性者，置 37℃电热恒温水浴箱内孵育 60 分钟，离心结果阳性者不必继续后续试验操作。

5）取出试管，1000g 离心 15 秒，观察有无凝集和溶血，记录结果。

6）分别用生理盐水洗涤红细胞 3～4 次，末次弃尽上清液。

7）在各管内分别加入 1 滴（50μL）抗人球蛋白（抗－IgG、抗－C3d）试剂（剂量及最适稀释度请参照试剂说明书），1000g 离心 15 秒。

8）将试管从离心机中取出，观察是否发生溶血（背景颜色为红色）。将试管缓慢倾斜，轻轻摇晃，使液体反复冲刷红细胞扣，当红细胞不再附着在试管壁上时，继续缓慢地倾斜和振摇试管，置于阅片灯箱前观察试管内是否形成均匀红细胞悬液或凝集块。

9）怀疑为弱凝集者应转移至玻片上涂成薄片，在显微镜下观察，记录结果。

（五）室内质控

详见“ABO 血型鉴定试验”中的试管法。

（六）室间质评

详见“红细胞意外抗体筛查试验”中的凝聚胺法。

（七）结果判定与解释

1. 结果判定标准

详见“ABO 血型鉴定试验”中的试管法。

2. 结果解释

1）自身对照管及Ⅰ、Ⅱ、Ⅲ管均无凝集或溶血，表明未检出 IgG 类意外抗体。

2）自身对照管无凝集或溶血，Ⅰ、Ⅱ、Ⅲ管中至少有 1 管出现凝集或溶血，表明患儿血清或血浆含有 IgG 类意外抗体。

3）自身对照管及Ⅰ、Ⅱ、Ⅲ管均凝集，表明患儿血清或血浆含有自身抗体同时伴有 IgG 类意外抗体。

4）直接离心，自身对照管及Ⅰ、Ⅱ、Ⅲ管均凝集或溶血者，表明患儿血清或血浆含有自身抗体同时伴有 IgM 类意外抗体，或其他因素干扰试验结果。

（八）注意事项

1）红细胞的洗涤过程需要注意以下事项。

（1）红细胞洗涤不充分，残留游离球蛋白能中和抗人球蛋白试剂，使试验出现假阴性结果。

（2）在洗涤红细胞过程中，每次需充分混匀，尽量去除残存血浆蛋白。

（3）如果洗涤红细胞过程中断或推迟，抗体会从红细胞上逐渐脱离成为游离抗体，产生假阴性结果。

（4）末次洗涤，将剩余的生理盐水吸尽，以免稀释抗人球蛋白试剂，使弱抗体不易被检出。

2）观察结果时，轻轻振摇试管，振摇力度过大容易造成假阴性结果。

3）弱阳性结果可通过观察红细胞扣是否出现缺口或通过显微镜下观察来判定。

4）离心后应立即判定结果，放置一段时间或重复判定，阳性结果可能减弱甚至变成阴性。

5）试验过程中温度、离心力、离心时间、红细胞悬液浓度、抗原抗体比例、试管振摇力度等因素均会对试验结果造成影响。

6）抗人球蛋白试剂应按说明书的要求使用最适稀释度，否则会因产生前带或后带效应导致误判试验结果。

四、低离子盐溶液抗人球蛋白法

（一）原理

在盐水抗人球蛋白法的基础上，在反应体系中添加低离子盐溶液（LISS），或使用 LISS 替代生理盐水配制红细胞悬液，可使红细胞抗原抗体反应孵育时间缩短至 15 分钟，此方法即为低离子盐溶液抗人球蛋白法。

（二）仪器、试剂与耗材

1）仪器：低速离心机、免疫血液学离心机、37℃电热恒温水浴箱、显微镜、阅片灯箱、试管架。

2）试剂：不规则抗体检测试剂（人血红细胞）、抗人球蛋白（抗－IgG、抗－C3d）试剂、LISS、生理盐水。

3）耗材：一次性塑料硬试管、一次性塑料吸管、玻片、记号笔等。

（三）标本要求

详见“ABO 血型鉴定试验”中的试管法。

（四）操作步骤

以 3 组不规则抗体检测试剂为例。

1）取 4 支洁净试管，分别做好标记（Ⅰ、Ⅱ、Ⅲ和自身对照）。

2）每支试管中分别加入 2 滴（100μL）患儿血浆或血清。

3）每支试管中分别加入 2 滴（100μL）LISS（或参照试剂说明书）。

4）在Ⅰ、Ⅱ、Ⅲ试管中再分别加入 1 滴（50μL）相应不规则抗体检测试剂，在自身对照试管中加入自身红细胞，混匀，37℃电热恒温水浴箱内孵育 15 分钟

5）经 1000g 离心 15 秒，观察有无凝集和溶血，记录结果。

6）用生理盐水洗涤红细胞 3～4 次，末次弃尽上清液。

7）在各试管内分别加入 1 滴（50μL）抗人球蛋白试剂（剂量及最适稀释度请参照试剂说明书），1000g 离心 15 秒。

8）将试管从离心机中取出，观察是否发生溶血（背景颜色为红色）。然后将试管缓慢倾斜，轻轻摇晃，使液体反复冲刷红细胞扣。当红细胞不再附着在试管壁上时，继续缓慢地倾斜和振摇试管，置于阅片灯箱前观察试管内是否形成均匀红细胞悬液或凝集块。

9）怀疑为弱凝集者应转移至玻片上涂成薄片，在显微镜下观察，记录结果。

（五）室内质控

详见“ABO 血型鉴定试验”中的试管法。

（六）室间质评

详见“红细胞意外抗体筛查试验”中的凝聚胺法。

（七）结果判定与解释

1. 结果判定标准

详见“ABO 血型鉴定试验”中的试管法。

2. 结果解释

1）自身对照管及Ⅰ、Ⅱ、Ⅲ管均无凝集或溶血，表明未检出 IgG 类意外抗体。

2）自身对照管无凝集或溶血，Ⅰ、Ⅱ、Ⅲ管中至少有 1 管出现凝集或

溶血，表明患儿血清或血浆含有 IgG 类意外抗体。

3）自身对照管及Ⅰ、Ⅱ、Ⅲ管均出现凝集，表明患儿血清或血浆含有自身抗体，同时伴有 IgG 类意外抗体。

（八）注意事项

1）试验过程中应及时洗涤红细胞，如果洗涤红细胞过程中断或推迟，抗体会从红细胞上逐渐脱离成为游离抗体，产生假阴性结果。

2）试验过程中温度、离心力、离心时间、红细胞悬液浓度与抗原抗体比例、试管振摇力度等因素均会对试验结果造成影响。

3）试验用抗人球蛋白试剂应按说明书使用最适稀释度，否则会因产生前带或后带效应导致误判试验结果。

五、微柱凝胶法

（一）原理

微柱凝胶卡的微管中装填有葡聚糖凝胶颗粒和抗人球蛋白试剂，红细胞表面抗原与其对应的 IgG 抗体结合以后，在离心力的作用下不断向管底沉降，并与抗人球蛋白结合形成红细胞凝集，凝胶颗粒具有分子筛的作用，可以阻滞凝集的红细胞在离心力的作用下通过凝胶颗粒，使其悬浮在凝胶上端，未凝集的红细胞则可以通过凝胶颗粒到达微管底部。

（二）仪器、试剂与耗材

1）仪器：低速离心机、微柱凝胶卡专用离心机、免疫微柱孵育器、阅片灯箱、移液器、全自动血型分析仪（条件具备时）。

2）试剂：不规则抗体检测试剂（人血红细胞）、不规则抗体筛检卡。

3）耗材：一次性塑料硬试管、一次性吸液头、记号笔等。

（三）标本要求

详见“ABO 血型鉴定试验”中的试管法。

（四）操作步骤

1. 手工操作

1）试验前将不规则抗体筛检卡离心备用。

2）将不规则抗体筛检卡标记为Ⅰ、Ⅱ、Ⅲ和自身对照，分别加入配制好的浓度为0.8%～1.0%的Ⅰ号、Ⅱ号、Ⅲ号不规则抗体检测试剂和自身红细胞，每孔50μL。

3）分别加入被检者血清或血浆和自身红细胞，每孔50μL。

4）将加样后的不规则抗体筛检卡，置37℃免疫微柱孵育器中孵育15分钟。

5）使用微柱凝胶卡专用离心机离心5分钟（900g离心2分钟，1500g离心3分钟），取出置于阅片灯箱前观察结果。

2. 全自动检测

严格按照设备说明书的要求操作。

（五）室内质控

详见“ABO血型鉴定试验”中的试管法。

（六）室间质评

详见“红细胞意外抗体筛查试验”中的凝聚胺法。

（七）结果判定与解释

1. 结果判定标准

详见“ABO血型鉴定试验”中的微柱凝胶法。

2. 结果解释

1）自身对照孔及Ⅰ、Ⅱ、Ⅲ孔均阴性，表明未检出IgG类意外抗体。

2）自身对照孔阴性，Ⅰ、Ⅱ、Ⅲ孔中至少有1孔阳性，表明患儿血清或血浆含有IgG类意外抗体。

3）自身对照孔及Ⅰ、Ⅱ、Ⅲ孔均阳性，表明患儿血清或血浆含有自身抗体，同时伴有IgG类意外抗体。

4）阳性结果一般需要加做盐水介质法，以确定是否存在IgM类意外抗体。在排除IgM类意外抗体的情况下，方可确定存在IgG类意外抗体。

（八）注意事项

1）离心过程中要防止孔间污染，干扰结果的判定。

2）IgM 类意外抗体可在微柱凝胶法鉴定中表现为阳性，若要确认或区分抗体类型，需加做盐水介质法，或使用巯基试剂处理受检血浆或血清，重复试验。

3）抗体筛查为阴性，也不能判定受检血清中一定没有抗体，一些低频抗体或有剂量效应的抗体可能会因试验条件和所选谱细胞不足而漏检。

第五节　红细胞意外抗体鉴定试验

红细胞意外抗体筛查结果为阳性，应进行红细胞意外抗体鉴定试验，以确定其特异性，便于选择对应抗原阴性的供血者血液，确保输血疗效与安全。红细胞意外抗体鉴定试验的原理与红细胞意外抗体筛查试验基本相同，操作步骤相近，本节主要介绍常用的盐水介质法、凝聚胺法、盐水抗人球蛋白法和微柱凝胶法。红细胞意外抗体鉴定试验试剂谱细胞一般由 8～20 人份已知含有主要血型抗原的 O 型红细胞组成，可检测血浆（或血清），根据谱细胞的反应格局可以鉴定常见抗体特异性（表 8－9）。采用一组谱细胞进行抗体鉴定有一定的局限性，有可能漏检低频抗体或无法确定联合抗体的特异性。

表 8－9　不规则抗体鉴定试剂（人血红细胞）抗原谱

序号	D	C	E	c	e	C^W	K	k	Kp^a	Kp^b	Fy^a	Fy^b	Jk^a	Jk^b	Le^a	Le^b	P1	M	N	S	s	Mur	Xg^a	Lu^a	Lu^b	Dia
1	+	+	−	−	+	+	−	+	−	+	+	−	+	+	−	+	+	+	−	−	+	−	+	−	+	−
2	+	+	−	−	+	−	+	+	−	+	−	+	+	+	+	−	−	+	+	+	−	−	+	−	+	−
3	+	−	+	+	−	−	−	+	−	+	+	−	−	+	−	+	+	+	−	+	+	−	+	−	+	−
4	+	+	+	+	+	−	−	+	−	+	+	−	−	+	+	−	+	+	+	−	+	−	+	−	+	+
5	+	+	+	−	+	−	−	+	−	+	−	+	+	+	−	+	+	+	+	+	−	−	+	−	+	−
6	+	−	−	+	+	−	−	+	−	+	+	+	+	−	−	+	−	+	−	+	−	−	+	−	+	−

续表8－9

序号	D	C	E	c	e	C^W	K	k	Kp^a	Kp^b	Fy^a	Fy^b	Jk^a	Jk^b	Le^a	Le^b	P1	M	N	S	s	Mur	Xg^a	Lu^a	Lu^b	Dia
7	－	＋	－	＋	＋	－	－	＋	－	＋	＋	＋	＋	－	＋	－	＋	＋	－	＋	－	－	＋	－	＋	－
8	－	－	＋	＋	＋	－	－	＋	－	＋	＋	＋	－	＋	－	＋	－	＋	－	－	＋	－	－	－	＋	－
9	－	－	－	＋	＋	－	＋	＋	－	＋	＋	－	－	＋	－	＋	＋	＋	－	＋	－	－	＋	－	＋	－
10	－	－	－	＋	＋	－	－	＋	＋	＋	－	＋	＋	－	－	－	＋	－	＋	－	＋	－	＋	－	＋	－
11	－	－	－	＋	＋	－	－	＋	－	＋	－	＋	－	＋	－	＋	＋	－	＋	－	＋	－	＋	＋	＋	－

注："＋"代表有抗体反应，"－"代表没有抗体反应。

临床上很难找到完全覆盖所有意外抗体的谱细胞，选择试剂谱细胞时应结合本地区意外抗体分布的特点并尽量满足以下要求：

1）由8～20人份O型红细胞组成一套谱细胞，应包含血型系统的常见抗原。

2）Rh、MNS、Duffy和Kidd血型系统的多数抗体均表现有剂量效应，试剂谱细胞上相应的抗原应尽量为纯合子。

3）能鉴定大多数单一抗体和多种混合抗体，能区分复合抗体和混合抗体。

4）应标明Rh基因型，如R1R1、R1R2等。

5）注明一些重要的低频率抗原及高频率抗原是阴性还是阳性。

选择意外抗体鉴定技术应力求：

1）尽可能多地检测出有临床意义的抗体。

2）尽可能少地检测出无临床意义的抗体。

3）尽可能快速地完成抗体检测。

一、盐水介质法

（一）原理

IgM类意外抗体可在室温盐水介质中与具有对应抗原的红细胞发生凝集反应，使用一组由8～20人份已知血型表型的O型红细胞组成的谱细胞可以在盐水介质条件下鉴别出受检者血液中IgM类意外抗体特异性。

（二）仪器、试剂与耗材

1）仪器：低速离心机、免疫血液学离心机、阅片灯箱、显微镜、试管架。

2）试剂：不规则抗体鉴定试剂（人血红细胞）抗原谱、生理盐水。

3）耗材：一次性塑料硬试管、一次性塑料吸管、玻片、记号笔等。

（三）标本要求

1）推荐使用 EDTA 抗凝静脉血，也可以使用不抗凝静脉血。静脉血管条件不好者或紧急情况下也可以使用动脉血。标本采集量≥2mL。

2）标本标识完整、清晰、准确。

3）标本质量符合要求，无血液稀释、细菌污染，离心后无溶血及明显乳糜。

（四）操作步骤

1）依据谱细胞的数量（n）取相应的洁净试管，分别标记序号 1，2，3…n，另取一支洁净试管标记为自身对照。

2）每管各加入被检血清或血浆 2 滴（100μL）。

3）再分别于 1 至 n 号试管内对应加入谱细胞各 1 滴（50μL），自身对照管加入 1 滴（50μL）自身红细胞悬液，混匀。

4）经 1000g 离心 15 秒，观察有无发生凝集和溶血，必要时显微镜下观察并记录结果。

（五）室内质控

详见“ABO 血型鉴定试验”中的试管法。

（六）室间质评

详见“红细胞意外抗体筛查试验”中的微柱凝胶法。

（七）结果判定与解释

1．结果判定标准

详见“ABO 血型鉴定试验”中的试管法。

2. 结果解释

1）任意一管或多管出现凝集，表示有 IgM 类意外抗体存在，对照谱细胞常见抗体反应格局（表 8-9）判断抗体特异性。

2）当无法确定为单一抗体时，可用排除法限定抗体特异性范围，并通过吸收放散试验分离各种特异性抗体。若还是不能将抗体分离，应考虑复合抗体的可能。

3）与所有谱细胞反应，自身对照阴性。

（1）谱细胞反应强度不一致：可能存在混合抗体、复合抗体。

（2）谱细胞反应强度一致：可能为只与 O 型细胞反应的抗体，如抗-I、抗-H、抗-HI。也可能是针对谱细胞的药物性抗体，如针对某些保存剂中药物的抗体。

4）与所有谱细胞反应，自身对照阳性。

（1）存在 IgM 类自身抗体。

（2）IgM 类意外抗体和 IgM 类自身抗体同时存在：可通过自身吸收放散试验来进一步确定。

（3）冷凝集：有些冷凝集素可在室温条件下凝集红细胞。

（4）假凝集：某些高分子物质、血清蛋白异常，低离子强度及酸性环境等均可造成红细胞假凝集。

5）与谱细胞不反应，自身对照阳性。

（1）自身抗体：少量 IgM 类自身抗体吸附到了自身红细胞上，造成自身对照阳性；而无游离自身抗体存在，与谱细胞无反应。

（2）不相容红细胞输注：患儿的抗体可能完全被吸附到输入的红细胞上，造成血清中没有可检出的抗体，表现出自身对照阳性的细胞应该为输入的红细胞。

（八）注意事项

1）盐水介质法通常只能检出 IgM 类抗体，所以需要与能够鉴定出 IgG 类抗体的方法组合使用。

2）盐水介质法抗体鉴定为阴性，并不意味着受检血清中一定没有 IgM 类抗体，一些低频抗体可能会因所选谱细胞不足而漏检，必要时可增加谱细胞数量。

3）盐水介质法出现弱阳性结果或无相符反应格局时，可以通过室温（或 4℃）孵育一定时间后，离心观察结果，提高有剂量效应的弱抗体的检出效率。

二、凝聚胺法

（一）原理

详见“红细胞意外抗体筛查试验”中的凝聚胺法。

（二）仪器、试剂与耗材

1）仪器：低速离心机、免疫血液学离心机、阅片灯箱、显微镜、试管架。

2）试剂：不规则抗体鉴定试剂（人血红细胞）抗原谱、凝聚胺介质试剂、生理盐水。

3）耗材：一次性塑料硬试管、一次性塑料吸管、玻片、记号笔等。

（三）标本要求

详见“ABO 血型鉴定试验”中的试管法。

（四）操作步骤

1）依据谱细胞的数量（n）取相应的洁净试管，分别标记序号 1，2，3…n，另取一支洁净试管标记为自身对照。

2）每管各加入被检血清（或血浆）2 滴（100μL）。

3）再分别于 1 至 n 号试管内对应加入谱细胞各 1 滴（50μL），自身对照管加入 1 滴（50μL）自身红细胞悬液，混匀。

4）以 1000g 离心 15 秒，观察有无凝集和溶血。

5）每管各加入低离子介质溶液 0.65mL（或参照试剂说明书操作）。

6）每管再各加入 2 滴（100μL）凝聚胺溶液（或参照试剂说明书操作），混匀。

7）以 1000g 离心 15 秒，弃去上清液，不要沥干，让管底残留约 0.1mL 液体。

8）轻轻摇动试管，目测红细胞有无凝集，如无凝集，则必须重做试验。

9）每管中各加入 2 滴（100μL）悬浮液，轻轻摇动试管混匀并同时观察结果。如果在60秒内凝集散开，则未检出IgG类意外抗体；如凝集不散开，则检出IgG类意外抗体。

10）怀疑为弱凝集者应转移至玻片上涂成薄片，在显微镜下观察，记录结果。

（五）室内质控

详见“ABO血型鉴定试验”中的试管法。

（六）室间质评

详见“红细胞意外抗体筛查试验”中的凝聚胺法。

（七）结果判定与解释

1. 结果判定标准

详见“ABO血型鉴定试验”中的试管法。

2. 结果解释

1）上述任意一项或多项出现凝集，表示有意外抗体存在，对照谱细胞常见抗体反应格局（表8-9）判断抗体特异性。

2）当无法确定为单一抗体时，可用排除法限定抗体特异性范围，并通过吸收放散试验分离各种特异性抗体。若还是不能将抗体分离，应考虑复合抗体的可能性。

3）与所有谱细胞反应，自身对照阴性。

（1）与谱细胞反应强度不一致：可能存在混合抗体、复合抗体。

（2）与谱细胞反应强度一致：可能为只与O型细胞反应的抗体，如抗-I、抗-H、抗-HI。也可能是针对谱细胞的药物性抗体，如针对某些保存剂中药物的抗体。

4）与所有谱细胞反应，自身对照阳性。

（1）存在自身抗体。

（2）意外抗体和自身抗体同时存在：可通过自身吸收放散试验来进一步确定。

（3）冷凝集：有些冷凝集素可在室温条件下凝集红细胞。

（4）假凝集：某些高分子物质、血清蛋白异常，低离子强度及酸性环境等均可造成红细胞假凝集。

5）与谱细胞不反应，自身对照阳性。

（1）自身抗体：少量自身抗体吸附到了自身红细胞上，造成自身对照阳性；而无游离自身抗体存在，与谱细胞无反应。

（2）不相容红细胞输注：患儿的抗体可能完全被吸附到输入的红细胞上，造成血清中没有可检出的抗体，表现出自身对照阳性的细胞应该为输入的红细胞。

（八）注意事项

详见“红细胞意外抗体筛查试验”中的凝聚胺法。

三、盐水抗人球蛋白法

（一）原理

详见“红细胞意外抗体筛查试验”中的盐水抗人球蛋白法。

（二）仪器、试剂与耗材

1）仪器：低速离心机、免疫血液学离心机、37℃电热恒温水浴箱、显微镜、阅片灯箱、试管架。

2）试剂：不规则抗体鉴定试剂（人血红细胞）抗原谱、抗人球蛋白（抗－IgG、抗－C3d）试剂、生理盐水。

3）耗材：一次性塑料硬试管、一次性塑料吸管、玻片、记号笔等。

（三）标本要求

详见“红细胞意外抗体鉴定试验”中的盐水介质法。

（四）操作步骤

1）依据谱细胞的数量（n）取相应的洁净试管，分别标记序号1，2，3…n，另取1支洁净试管标记为自身对照。

2）每管各加入被检血清或血浆2滴（100μL）。

3）再分别于1至n号试管内对应加入谱细胞各1滴（50μL），自身对照管加入1滴（50μL）自身红细胞悬液，混匀。

4）以1000g离心15秒，观察有无发生凝集和溶血，记录结果。

5）直接离心结果为阴性者（阳性者不必继续后续试验）置37℃电热恒温水浴箱内孵育60分钟。

6）取出试管，以1000g离心15秒，观察有无发生凝集和溶血，记录结果。

7）再分别用生理盐水洗涤红细胞3～4次，末次弃尽上清液。

8）在各管内分别加入1滴（50μL）抗人球蛋白（抗－IgG、抗－C3d）试剂，剂量及最适稀释度请参照试剂说明书，以1000g离心15秒。

9）将试管从离心机中取出，观察是否发生溶血（背景颜色红色）。将试管缓慢倾斜，轻轻摇晃，使液体反复冲刷红细胞扣，当红细胞不再附着在试管壁上时，继续缓慢地倾斜和振摇试管，观察试管内是否形成均匀红细胞悬液或凝集块。

10）怀疑为弱凝集者应转移至玻片上涂成薄片，在显微镜下观察，记录结果。

（五）室内质控

详见“ABO血型鉴定试验”中的试管法。

（六）室间质评

详见“红细胞意外抗体筛查试验”中的凝聚胺法。

（七）结果判定与解释

1. 结果判定标准

详见“ABO血型鉴定试验”中的试管法。

2. 结果解释

1）上述任意一项或多项出现凝集，表示有意外抗体存在，对照谱细胞常见抗体反应格局（表8－9）判断抗体特异性。

2）当无法确定为单一抗体时，可用排除法限定抗体特异性范围，并通过吸收放散试验分离各种特异性抗体。若还是不能将抗体分离，应考虑复合抗体的可能性。

3）与所有谱细胞反应，自身对照阴性。

（1）与谱细胞反应强度不一致：可能存在混合抗体、复合抗体。

（2）与谱细胞反应强度一致：可能存在高频抗体。可能是针对谱细胞的药物性抗体，如针对某些保存剂中药物的抗体。

4）与所有谱细胞反应，自身对照阳性。

（1）存在自身抗体。

（2）意外抗体和自身抗体同时存在：可通过自身吸收放散试验来进一步确定。

（3）假凝集：某些高分子物质、血清蛋白异常，低离子强度及酸性环境等均可造成红细胞假凝集。

5）与谱细胞不反应，自身对照阳性。

（1）自身抗体：少量自身抗体吸附到了自身红细胞上，造成自身对照阳性；而无游离自身抗体存在，与谱细胞无反应。

（2）不相容红细胞输注：患儿的抗体可能完全被吸附到输入的红细胞上，造成血清中没有可检出的抗体，而表现出自身对照阳性的细胞应该为输入的红细胞。

（八）注意事项

详见“红细胞意外抗体筛查试验”中的盐水抗人球蛋白法。

四、微柱凝胶法

（一）原理

详见“红细胞意外抗体筛查试验”中的微柱凝胶法。

（二）仪器、试剂与耗材

1）仪器：低速离心机、微柱凝胶卡专用离心机、免疫微柱孵育器、移液器、阅片灯箱、全自动血型分析仪（条件具备时）。

2）试剂：不规则抗体鉴定试剂（人血红细胞）抗原谱、不规则抗体筛检卡、生理盐水。

3）耗材：一次性塑料硬试管、一次性塑料吸液头、记号笔等。

（三）标本要求

详见“红细胞意外抗体鉴定试验”中的盐水介质法。

（四）操作步骤

1. 手工法

1）依据谱细胞的数量（n）在不规则抗体筛检卡上检测孔分别标记序号1，2，3…n，另标记一孔自身对照（生理盐水）。

2）分别于1至n号孔内对应加入浓度为0.8%～1.0%的谱细胞，自身对照孔加入自身红细胞悬液，每孔50μL。

3）每孔各加入被检血清（或血浆），自身对照孔加入生理盐水，每孔50μL。

4）将不规则抗体筛查卡置于37℃免疫微柱孵育器孵育15分钟后，离心5分钟（900g离心2分钟，1500g离心3分钟），取出置于阅片灯箱前观察结果。

2. 全自动检测

严格按照设备说明书的要求操作。

（五）室内质控

详见“ABO血型鉴定试验”中的试管法。

（六）室间质评

详见“红细胞意外抗体筛查试验”中的凝聚胺法。

（七）结果判定与解释

1. 结果判定标准

详见“ABO血型鉴定试验”中的微柱凝胶法。

2. 结果解释

详见“红细胞意外抗体鉴定试验”中的盐水抗人球蛋白法。

（八）注意事项

1）使用不抗凝的血标本，红细胞要充分洗涤，不能有凝集块，血清析出充分，排除纤维蛋白干扰。

2）离心过程中要防止孔间污染，干扰结果的判断。

3）IgM类意外抗体可在微柱凝胶法中表现为阳性，若要确认或区分抗体类型，需加做盐水介质法，或使用巯基试剂处理受检血浆（或血清），重复试验。

4）抗体筛查为阴性，也不能判定受检血清中一定没有抗体，一些低频抗体或有剂量效应的抗体可能会因试验条件和所选谱细胞不足而漏检。

第六节　交叉配血试验

交叉配血试验也称相容性试验，主要是检查患儿血清（或血浆）中有无会破坏供血者红细胞的抗体。原则上选择与患儿血液ABO、Rh血型相同的合格供血者血液做交叉配血试验。交叉配血试验的目的是检测患儿、供血者血液之间是否存在不配合的抗原、抗体成分，主要包括两部分：一是主侧配血试验，是采用患儿血清（或血浆）与供血者红细胞进行的相容性试验；二是次侧配血试验，是采用供血者血清（或血浆）与患儿红细胞进行的相容性试验。当主侧和（或）次侧交叉配血试验出现不相合结果时，宜增加自身对照试验，尽可能多地检测出具有临床意义的抗体，防止溶血性输血反应的发生。

一、盐水介质法

（一）原理

盐水介质法交叉配血试验是根据IgM类抗体在盐水介质中可与红细胞上对应抗原结合产生肉眼可见凝集块的特点，将患儿的血清（或血浆）与供血者红细胞、供血者血清（或血浆）与患儿红细胞在盐水介质中进行抗原抗体反应，以检测患儿（或供血者）血液中是否存在针对供血者（或患儿）红细胞抗原的IgM类抗体。

（二）仪器、试剂与耗材

1）仪器：低速离心机、免疫血液学离心机、显微镜、阅片灯箱、试管架。

2）试剂：生理盐水。

3）耗材：一次性塑料硬试管、一次性塑料吸管、玻片、记号笔等。

（三）标本要求

1）推荐使用 EDTA 抗凝静脉血，也可以使用不抗凝静脉血。静脉血管条件不好者或紧急情况下也可以使用动脉血。标本采集量为 3mL。

2）标本标识清晰、完整、准确。

3）患儿、供血者标本质量符合要求，无血液稀释、细菌污染，离心后无溶血及明显乳糜。

4）患儿血标本需在输血前 3 天内采集，且能代表患儿输血时的免疫学状态。

（四）操作步骤

1）取洁净试管 2 支，标记主侧和次侧。

2）取患儿、供血者的红细胞用生理盐水（必要时，用生理盐水洗涤红细胞至少 3 次）配制成浓度为 2%～5%的红细胞悬液。

3）主侧试管加入 2 滴（100μL）患儿血清（或血浆）和 1 滴（50μL）供血者红细胞悬液。

4）次侧试管加入 2 滴（100μL）供血者血清（或血浆）和 1 滴（50μL）患儿红细胞悬液。

5）轻轻混合试管内容物，以 1000g 离心 15 秒，或遵照离心机说明书要求离心。

6）将试管从离心机中取出，观察是否发生溶血（背景颜色为红色），然后将试管缓慢倾斜，轻轻摇晃，使液体反复冲刷红细胞扣。当红细胞不再附着在试管壁上时，继续缓慢地倾斜和振摇试管，置于阅片灯箱前观察试管内是否形成均匀红细胞悬液或凝集块。

7）怀疑为弱凝集者应转移至玻片上涂成薄片，在显微镜下观察，记录结果。

（五）室内质控

详见“ABO 血型鉴定试验”中的试管法。

(六) 室间质评

详见“ABO血型鉴定试验”中的试管法。

(七) 结果判定与解释

1. 结果判定标准

详见“ABO血型鉴定试验”中的试管法。

2. 结果解释

1) 主侧和次侧均未发生凝集、溶血，配血相合。

2) 主、次侧任何一侧或两侧同时出现凝集或溶血，配血不相合。

(八) 注意事项

1) 不能单独使用盐水介质法进行交叉配血试验，以防止漏检IgG类意外抗体。

2) 盐水介质法交叉配血试验出现不相合时，应重新对供血者、患儿ABO血型进行鉴定，以排除ABO血型鉴定错误。

3) 应注意试验过程中温度、离心力、离心时间、红细胞浓度与抗原抗体比例、试管振摇力度等因素对试验结果的影响。

4) 注意药物治疗对交叉配血试验结果的影响。如患儿接受右旋糖酐、聚乙烯吡咯烷酮（PVP）等治疗，应对红细胞进行洗涤；如接受肝素治疗，应用鱼精蛋白中和；如怀疑存在血清中补体对试验结果的干扰，可预先进行补体灭活。

5) 怀疑存在自身抗体、红细胞缗钱状排列等干扰时，对照试验可进行鉴别。

6) 为防止冷凝集素引起的凝集反应，应严格控制实验室温度在20℃～24℃，以免影响结果判定。

二、凝聚胺法

(一) 原理

详见“红细胞意外抗体筛查试验”中的凝聚胺法。

（二）仪器、试剂与耗材

1）仪器：低速离心机、免疫血液学离心机、显微镜、阅片灯箱、试管架。

2）试剂：凝聚胺介质试剂、生理盐水。

3）耗材：一次性塑料硬试管、一次性塑料吸管、玻片、记号笔等。

（三）标本要求

详见“交叉配血试验”中的盐水介质法。

（四）操作步骤

1）取洁净试管 2 支，分别标明主侧和次侧。

2）取供血者、患儿的红细胞用生理盐水（必要时，用生理盐水洗涤红细胞至少 3 次）配制成浓度为 2%～5%的红细胞悬液。

3）主侧试管中加入 2 滴（100μL）患儿血清（或血浆）和 1 滴（50μL）供血者红细胞悬液。

4）次侧试管中加入 2 滴（100μL）供血者血清（或血浆）和 1 滴（50μL）患儿红细胞悬液。

5）轻轻混合试管内容物，以 1000g 离心 15 秒，或遵照离心机说明书要求离心。

6）将试管从离心机中取出，观察是否发生溶血（背景颜色为红色），然后将试管缓慢倾斜，轻轻摇晃，使液体反复冲刷红细胞扣。当红细胞不再附着在试管壁上时，继续缓慢地倾斜和振摇试管，置于阅片灯箱前观察试管内是否形成均匀红细胞悬液或凝集块。

7）每管加入低离子介质溶液 0.65mL，混匀。

8）每管再加入凝聚胺溶液 2 滴（100μL），混匀，以 1000g 离心 15 秒，弃上清液，不要沥干，让管底残留约 0.1mL 液体，轻摇试管，观察有无凝集。有凝集者可进行下一步试验，如无凝集需查找原因并重做试验。

9）每管中加入 2 滴（100μL）悬浮液。

10）轻轻摇动试管混合内容物同时观察结果。如果在 60 秒内凝集散开，表示配血相合；如凝集不散开，表示配血结果不相合。

11）怀疑为弱凝集者应转移至玻片上涂成薄片，在显微镜下观察，记录结果。

（五）室内质控

详见“ABO 血型鉴定试验”中的试管法。

（六）室间质评

1）按照要求参加国家级或省级输血相容性检测室间质量评价活动交叉配血项目。

2）出现成绩不合格时，实验室应停止该检测项目，认真分析、查找原因，制定并实施整改、预防措施，在得出满意评估结果后，方可重新开展本检测项目。

（七）结果判定与解释

1. 结果判定标准

详见“红细胞意外抗体筛查试验”中的凝聚胺法。

2. 结果解释

1）主侧和次侧均未发生凝集、溶血，配血相合。

2）主、次侧任何一侧或两侧同时出现凝集或溶血，配血不相合。

（八）注意事项

1）凝聚胺法对 Kell 血型系统的抗体（如抗－K）灵敏度低，容易发生漏检。

2）注意本方法存在的非特异性因素：

（1）试验过程中加样不准、反应时间过短、离心力不足、振摇过重及观察时间超过 1 分钟都会造成假阴性结果。

（2）用力振摇或放置时间过长，可能会导致弱凝集消失。

（3）对弱凝集反应容易漏检，部分试验结果需在显微镜下观察。

3）离心后，弃上清液，不要沥干，让管底残留约 0.1mL 液体。

4）若试剂使用前为低温贮存，需室温放置待试剂温度升高后再进行试验。

5）接受透析、介入、体外循环等治疗后的患儿，血清（或血浆）中含大量肝素，会干扰试验结果，须多加 4～6 滴凝聚胺溶液以中和肝素。

6）若患儿血清（或血浆）中存在冷凝集素，可导致假阳性结果。

三、盐水抗人球蛋白法

（一）原理

详见“红细胞意外抗体筛查试验”中的盐水抗人球蛋白法。

（二）仪器、试剂与耗材

1）仪器：低速离心机、免疫血液学离心机、37℃电热恒温水浴箱、显微镜、试管架、阅片灯箱。

2）试剂：生理盐水、抗人球蛋白（抗－IgG、抗－C3d）试剂。

3）耗材：一次性塑料硬试管、一次性塑料吸管、玻片、记号笔等。

（三）标本要求

详见“交叉配血试验”中的盐水介质法。

（四）操作步骤

1）取洁净试管2支，分别标明主侧、次侧。

2）取供血者、患儿红细胞分别用生理盐水配制成浓度为2%～5%的红细胞悬液。

3）主侧试管中加入2滴（100μL）患儿血清（或血浆）和1滴（50μL）供血者红细胞悬液并混匀。

4）次侧试管中加入2滴（100μL）供血者血清（或血浆）和1滴（50μL）患儿红细胞悬液并混匀。

5）以1000g离心15秒，观察有无发生凝集和溶血，记录结果。

6）直接离心结果为阴性者（阳性者不必继续后续试验），将试管置于37℃电热恒温水浴箱内孵育60分钟。

7）取出试管，以1000g离心15秒，观察有无发生凝集和溶血，记录结果。

8）再分别用生理盐水洗涤红细胞3～4次，末次弃尽上清液。

9）在各管内分别加入1滴（50μL）抗人球蛋白（抗－IgG、抗－C3d）试剂，剂量及最适稀释度请参照试剂说明书，以1000g离心15秒。

10）将试管从离心机中取出，观察是否发生溶血（背景颜色为红色），然后将试管缓慢倾斜，轻轻摇晃，使液体反复冲刷红细胞扣。当红细胞不再附着在试管壁上时，继续缓慢地倾斜和振摇试管，置于阅片灯箱前观察试管内是否形成均匀红细胞悬液或凝集块。

11）怀疑为弱凝集者应转移至玻片上涂成薄片，在显微镜下观察，记录结果。

（五）室内质控

详见“ABO 血型鉴定试验”中的试管法。

（六）室间质评

详见“红细胞意外抗体筛查试验”中的凝聚胺法。

（七）结果判定与解释

1. 结果判定标准

详见“ABO 血型鉴定试验”中的试管法。

2. 结果解释

1）主侧和次侧均未发生凝集、溶血，配血相合。

2）主、次侧任何一侧或两侧同时出现凝集或溶血，配血不相合。

（八）注意事项

详见“红细胞意外抗体筛查试验”中的盐水抗人球蛋白法。

四、低离子盐溶液抗人球蛋白法

（一）原理

详见“红细胞意外抗体筛查试验”中的低离子盐溶液抗人球蛋白法。

（二）仪器、试剂与耗材

1）仪器：低速离心机、免疫血液学离心机、37℃电热恒温水浴箱、显微镜、阅片灯箱、试管架。

2）试剂：生理盐水、低离子盐溶液、抗人球蛋白（抗－IgG、抗－C3d）试剂。

3）耗材：一次性硬试管、一次性塑料吸管、玻片、记号笔等。

（三）标本要求

详见“ABO 血型鉴定试验”中的试管法。

（四）操作步骤

1）取洁净试管 2 支，分别标明主侧、次侧。

2）取供血者、患儿红细胞分别用生理盐水配制成浓度为 2%～5%的红细胞悬液。

3）主侧试管中加入 2 滴（100μL）患儿血清（或血浆）和 1 滴（50μL）供血者红细胞悬液并混匀。

4）次侧试管中加入 2 滴（100μL）供血者血清（或血浆）和 1 滴（50μL）患儿红细胞悬液并混匀。

5）分别在两支试管中加入 2 滴（100μL）低离子盐溶液（或参照试剂说明书），混匀，37℃电热恒温水浴箱内孵育 15 分钟。

6）以 1000g 离心 15 秒，观察有无发生凝集和溶血，记录结果。

7）用生理盐水洗涤红细胞 3～4 次，末次弃尽上清液。

8）在各管内分别加入 1 滴（50μL）抗人球蛋白试剂，剂量及最适稀释度请参照试剂说明书，以 1000g 离心 15 秒。

9）将试管从离心机中取出，观察是否发生溶血（背景颜色为红色），然后将试管缓慢倾斜，轻轻摇晃，使液体反复冲刷红细胞扣。当红细胞不再附着在试管壁上时，继续缓慢地倾斜和振摇试管，置于阅片灯箱前观察试管内是否形成均匀红细胞悬液或凝集块。

10）怀疑为弱凝集者应转移至玻片上涂成薄片，在显微镜下观察，记录结果

（五）室内质控

详见“ABO 血型鉴定试验”中的试管法。

（六）室间质评

详见“红细胞意外抗体筛查试验”中的凝聚胺法。

（七）结果判定与解释

1. 结果判定标准

详见“ABO血型鉴定试验”中的试管法。

2. 结果解释

1）主侧和次侧均未发生凝集、溶血，配血相合。

2）主、次侧任何一侧或两侧同时出现凝集或溶血，配血不相合。

（八）注意事项

详见“红细胞意外抗体筛查试验”中的低离子盐溶液抗人球蛋白法。

五、微柱凝胶法

（一）原理

详见“红细胞意外抗体筛查试验”中的微柱凝集胶法。

（二）仪器、试剂与耗材

1）仪器：低速离心机、微柱凝胶卡专用离心机、免疫微柱孵育器、移液器、阅片灯箱、全自动血型分析仪（条件具备时）。

2）试剂：抗人球蛋白交叉配血检测卡、生理盐水。

3）耗材：一次性塑料硬试管、一次性塑料吸液头、记号笔等。

（三）标本要求

详见“交叉配血试验”中的盐水介质法。

（四）操作步骤

1. 手工操作

1）将抗人球蛋白交叉配血检测卡标记好主侧孔与次侧孔。

2）取供血者、患儿红细胞分别用生理盐水（必要时，先使用生理盐水洗涤至少3次）配制成浓度为0.8%～1.0%的红细胞悬液。

3）主侧孔内加入患儿血清和供血者红细胞悬液各1滴（50μL），次侧孔内加入供血者清和患儿红细胞悬液各 1 滴（50μL）。

4）加样后的抗人球蛋白交叉配血检测卡置于 37℃免疫微柱孵育器中孵育 15 分钟。

5）使用微柱凝胶卡专用离心机离心 5 分钟（900g 离心 2 分钟，1500g 离心 3 分钟），取出置于阅片灯箱前观察结果。

2. 全自动检测

严格按照生产厂家提供的设备说明书操作。

（五）室内质控

详见“ABO 血型鉴定试验”中的试管法。

（六）室间质评

详见“红细胞意外抗体筛查试验”中的凝聚胺法。

（七）结果判定与解释

1. 结果判定标准

详见“ABO 血型鉴定试验”中的微柱凝胶法。

2. 结果解释

1）主侧和次侧均未发生凝集、溶血，配血相合。

2）主、次侧任何一侧或两侧同时出现凝集或溶血，配血不相合。

（八）注意事项

1）微柱凝胶卡使用前必须经专用离心机离心。

2）严格按照微柱凝胶卡说明书要求贮存。

3）试验前应检查微柱凝胶卡封口是否完整、微柱凝胶卡液面是否干涸、微柱介质中是否有气泡，有上述情况则不能使用。

4）标本血清中未完全去除纤维蛋白或存在补体干扰，标本抗凝不完全，或被细菌污染，标本保存时间过长或出现红细胞破碎等均可能出现假阳性结果。

5）出现结果不相合时，应加做自身对照试验，以判断是否存在自身抗体。

6）建议离心后立即判定结果，不要将微柱凝胶卡水平放置。

7）此法在 37℃条件下可能会漏检某些低效价的 IgM 类抗体，当怀疑有此类抗体影响交叉配血试验结果时，应加做盐水介质试验交叉配血。

参考文献

［1］Fung MF. 美国血库协会技术手册［M］. 19版. 桂荣，主译. 北京：人民卫生出版社，2020.

［2］李彤彤，黄娴，王维. 国内异常ABO血型的鉴定研究进展［J］. 检验医学与临床，2013，10（14）：1889－1891.

［3］王超，吕蓉，李素萍，等. ABO血型正反定型不一致原因分析及对策探讨［J］. 中国输血杂志，2013，26（7）：626－628.

［4］兰炯采，刘景汉，马红丽. 输血前试验中值得研讨的若干问题［J］. 中国输血杂志，2013，26（1）：1－2.

［5］兰炯采，贠中桥，陈静娴. 输血免疫血液学实验技术［M］. 北京：人民卫生出版社，2011.

［6］胡丽华. 临床输血学检验［M］. 北京：人民卫生出版社，2012.

［7］刘芳兰，杜雪宁，孙俊华，等. ABO血型反定型试剂质控方法和质量标准的建立［J］. 中国生物制品学杂志，2012，25（8）：1010－1012.

［8］宫济武，李志强. 输血相容性试验标准检测流程［J］. 中国输血杂志，2012，25（9）：815－817.

［9］谢霞，安宁，王文婷，等. 输血前免疫血液学相容性检查的重要性及其注意事项［J］. 细胞与分子免疫学杂志，2012，28（12）：1338－1339.

［10］孙晓琳，关晓珍，于洋，等. 36例ABO血型亚型检测及血清学分析［J］. 临床输血与检验，2012，14（3）：215－217.

［11］汪德清，于洋. 输血相容性检测实验室质量控制与管理［M］. 北京：人民卫生出版社，2011.

［12］魏亚明，吕毅. 基础输血学［M］. 北京：人民卫生出版社，2011.

［13］秦莉. 临床输血学检验实验指导［M］. 2版. 北京：人民卫生出版社，2011.

［14］沈志云. 微柱凝集抗球蛋白技术在交叉配血中的应用［J］. 检验医学与临床，2011，23（8）：2919－2920.

［15］宫济武. 临床血液相容性检测的质量控制［J］. 中国输血杂志，2010，23（10）：845－846.

［16］赵国华，赵维齐，柴庆波，等. 柱凝集技术在交叉配血中的应用［J］. 中国输血杂志，2010，23（12）：1057－1058.

［17］于洋，汪德清. 输血相容性检测室内质量控制体系建设［J］. 中国输血杂志，

2009，22（10）：790－792.

［18］陈琦，张嘉敏，李厚达，等. ABO、Rh 及 MNSs 血型鉴定用抗体研究进展［J］. 中国输血杂志，2009，22（5）：419－421.

［19］任伟健，田兆嵩. 临床输血应遵循的基本程序［J］. 中国输血杂志，2008，21（3）：226－231.

［20］武建. 凝聚胺法交叉配血的干扰及影响［J］. 临床血液学杂志，2008，21（2）：98－99.

［21］杰夫·丹尼尔. 人类血型［M］. 朱自严，译. 北京：科学出版社，2007.

［22］李勇，马学严. 实用血液免疫学［M］. 北京：科学出版社，2006.

［23］中华人民共和国卫生部. 中国输血技术规程（血站部分）［M］. 天津：天津科学技术出版社，1997.